Ⓢ新潮新書

伏木 亨
FUSHIKI Toru

コクと旨味の秘密

コクと旨味の秘密——目次

本文イラスト・ラズウェル細木（三三ページ、一〇二ページを除く）

はじめに　コクの世界へ

コクという言葉は非常によく使われます。料理人やグルメはもとより、たいていの人がコクを日常語として使っています。でも、コクとは何か。正確に説明しにくい。それがコクという言葉の特徴です。

「コクっておいしいってことでしょ。うまみってことなら、グルタミン酸、味の素みたいなものが正体なんじゃないの」

そんな声が聞こえてきそうです。でも、ことはそう簡単ではありません。本書でご説明するとおり、コクは極めて複雑な要因が絡み合い、それが絶妙のバランスを取ったときに発生するものなのです。

そもそも世間でいう「うまみ」と科学の世界でいう「うまみ」とでは別のものを指し

ていることがあります。前者は「旨味」と書くことが多く、総合的なうまさとして「おいしさ」とイコールだったりしますが、後者はグルタミン酸ナトリウムなどのアミノ酸やイノシン酸といった具体的な物質の味です。舌における受容体（細胞の中にある特定の物質に反応するもの）の存在も明らかにされており、一般に「うま味」と記述されます。一九八五年にハワイで開催されたうま味国際シンポジウムで「うま味」（英語ではUMAMI）は学術用語として正式に認められています。アミノ酸の「うま味」は「コク」の重要な成分の一つです。そして、コクは「おいしさ」や「旨さ」の重要な要素であると言えば、これらの関係がおわかりになると思います。

その「うまみ」よりも「コク」ということばは曖昧です。「コク」とは何か、実はきちんとした定義はされてこなかった、そう言ってもいいでしょう。

しかし、コクは、おいしさにとって重要なキイワードです。日本のおいしさや満足感の中心に位置しているとさえ言えます。日本人の好みや趣味にまで深く関わっているようにも感じます。

コクは食べ物を口に入れた瞬間に感じられるものではありません。砂糖の甘味や塩の味は間髪を入れず感じられますが、スープのコクなどは口に入れて一呼吸もふた呼吸も置いてからジワーッと感じられるものです。単純な味覚ではないことは明らかです。コクは味覚の生理学ではどのように説明できるのか。本書では科学的な説明に力を入れました。コクが科学として正面から取りあげられるのはおそらく初めてではないかと思います。

コクの有無を意識させるのはもちろん脳です。料理のうまいまずいは脳の扁桃体で判断されます。扁桃体は生物としての多くの好悪の判断に関わっていると考えられています。私たちがコクに多くのものをなぞらえるのは、人間の精神生活全般に対する価値判断がおなじようなメカニズムでなされているからかもしれません。二〇〇四年のノーベル医学生理学賞は嗅覚の研究者に贈られました。嗅覚の受容機構を解明した功績に対してですが、匂いの善し悪しを判断するメカニズムの解明が脳機能を解明する糸口になるのではないかと指摘する専門家もいます。

本書では科学的な視点だけでなくコクを多方面から取りあげたいと思います。本書の科学的な解説の試みが果たして日常実感しているコクの世界に肉薄できているか。検証されなくてはなりません。

一方、いろいろな食の場面で使われるコクを解析することで、コクの構造も明らかになってくるはずです。コクの構造の解明はおいしさを説明することにも密接に繋がります。日本の食文化にも無縁ではありません。コクの視点から日本の食やおいしさ、さらにその内奥にまで迫ってみたいと思います。

本書の前半では主にコクという曖昧なことばがどのように使われているか、我々がどんなときにコクを感じているかについて述べています。いわば「コクの展覧会」「コクのメニュー」です。

続いて、そのコクはどのように作られているのか、構造や仕組みに迫ります。「コクの分解図」「コクのレシピ」です。

そして最後にコクの今後について考えていきます。「コクの将来図」です。

この一冊を読めば、コクのすべてがわかる、そんな意気込みで書いてみました。この本にもコクとうまみを感じていただければ幸いです。

第1話　料理のコクの生理学

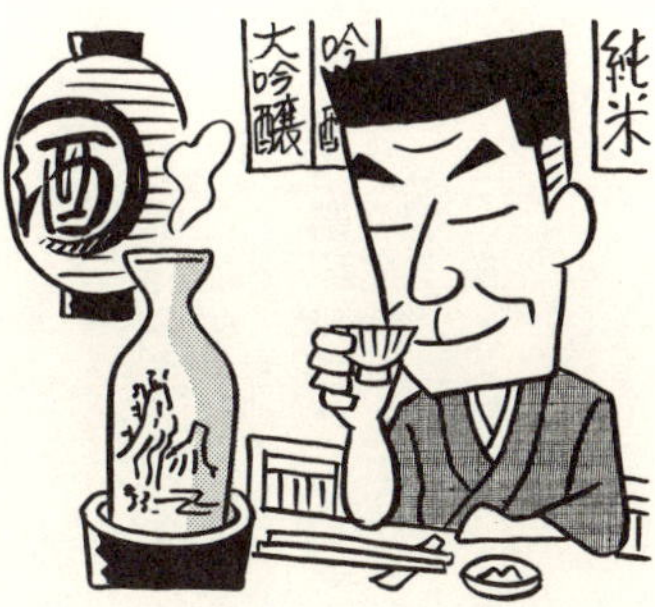

コクとキレ

「コクがあるのにキレがいい」「のどごしのコク」

ビールのCMでこんなフレーズを耳にされたこともあるでしょう。しかし、コクはビール以外でも使われることばです。例えばそばつゆでもコクが勝負だと言われます。

「コクのないあっさりしたそばつゆ」なんて味わいたくないでしょう。どちらもコクという言葉を使いますが、ビールとそばつゆのコクがおなじであるはずがありません。

高級料亭の上品な吸い物にもコクがあります。

「お宅の吸い物はいいねえ。コクがある」

「それはどうも有り難うございます」

コクを讃えるのは殺し文句、板前も悪い気はしません。

「うん、新横浜のラーメンみたいだ」

板前の包丁が飛んできます。

料亭の吸い物と新横浜のラーメンのコクは区別して使われています。コクという言葉は時には具体的な味や風味や香りを指していないことがわかります。

日本人はコクの曖昧さが好きのようです。乱発します。でも好き勝手に使っているわりにはよく通じます。

「コクのない味つけだね」

こう言われてショックを受けない料理人はいません。

「あんたはコクのない人間だ」

こう言われたらあなたは気を悪くするはずです。どこかで私たちにはコクについて共通の認識がある証拠ではないでしょうか。

コクのあるという形容詞は褒め言葉で、熟成、豊富な経験、豊潤、円熟などからもたらされる総合的なレベルの高さと薄っぺらでない魅力のようなものをイメージして使われるようです。時には料理の善し悪しを表現する重要な言葉でありながら、必ずしも具体的な風味を指していない。興味深い言葉です。まずは食の生理学の視点から探索してゆきたいと思います。

ネズミもコクが大好き

クリームたっぷりの甘いケーキ、濃厚なスープ、焼けたソースの香りがいっぱいの焼きそば、口の中ではじけるジューシーなソーセージ、熟成した旨味いっぱいのチーズ、天然の鰹だしが香るうま味豊富なお吸い物、ラーメンの深い味わい、モルト一〇〇%のヨーロッパタイプの濃厚なビール、甘口の豊潤な清酒、どれもコクがあると言えるでしょう。多少の例外はあるとしても、人間の好むものです。そしてこれらは実は、どれもネズミの好物でもあるのです。ネズミは人間の感じるコクがわかるようです。だから実験をしてみるとそれらの食物を優先的に食べようとします。

ネズミと人間でコクの内容に共通部分があるというのは実は結構衝撃的なことなのです。つまりコクは人間が勝手に作り上げたイメージではないということになるからです。人間の文化には動物と共通するものは考えられません。しかし、当然のことながら生理的には動物と共通部分が多くあります。コクは生理的に説明できる部分を持っている可能性があります。

ネズミを太らせる法

ネズミを肥満させるのは実は大変です。実験用の固形飼料で飼育しているネズミの中に人間のようにまるまる太った個体が現れることはありません。彼らは自分に必要なカロリーを摂取することができたら食べるのをやめてしまいます。何種類かの餌を目の前に置いて自由に食べさせても合計カロリーを計算すると驚くほど一定です。自然に食欲の抑制がかかるのです。

「もう一切れ食べたいけれど、油もカロリーも多そう。やっぱりここは我慢……」

そんな葛藤もありません。

修行僧のようにストイックなネズミはなかなか肥満してくれません。でも一つだけ方法があります。そこで役立つのがコクなのです。

実験室の固形飼料の代わりにチーズやハムやソーセージやポテトチップス、甘い砂糖水など、コクがあって人間にとっておいしそうなものをいっぱい並べると、ネズミもつい食べ過ぎて太ってしまうのです。この方法はカフェテリア給餌法あるいはスーパーマーケット給餌法などと呼ばれています。発案者は相当な食いしん坊のようです。ネズミもきっと誘惑されると思ったのでしょう。コクのある料理がずらり並んだカフェテリアやスーパーはダイエットの敵、ストイックなネズミも降参です。

ネズミも人間もコクのある食事は共通して食べ過ぎてしまうようです。人間の食事はおいしすぎるのかも知れません。ネズミは栄養素の摂取に忠実で、必要エネルギーを越えて過食することはあまりありませんが、それはネズミの餌が人間の食事ほどおいしいものではないからという面もあります。空腹や満腹とは別個においしさも食欲を左右する要因です。人間は長い料理の歴史の中で、ストップが効かないおいしい料理を探求してきました。現代人が食べる料理はネズミさえ食べ過ぎてしまいます。そのような料理技術の中にコクが重要な位置を占めているのは面白いことです。

ネズミの好きなビール

「違いがわかる男」というのはインスタント・コーヒーのコピーです。コクを好むということは、ネズミはコクの有無の「違いがわかる動物」だということに他なりません。

たとえばビールはドライよりもコクのある一〇〇%モルトタイプ、つまり麦汁とホップだけで造ったビールをネズミは好みます。ドライとモルトタイプのどちらがうまいと感じるか、人間ならば好みはそれぞれでしょう。しかし、ネズミはモルト好きです。本格派といっていいかもしれません。一方、清酒の場合は、癖のない飲みやすい甘口を好んで飲みます。

これらはいずれも実験で確認されている事実です。実験では、ネズミの飼育ケージにビールの入った給水瓶を二つおきます。二つの瓶には銘柄の異なるビールを入れてネズミの摂取量を比較します。

簡単なようですが、再現性のある正確なデータを得るためには条件の設定がそれなりに大変です。

実験に先立って、まず呈示した飲料などを非常に短時間で飲むように数週間ネズミを訓練します。はじめは毎日一時間ほど溶液を呈示しますが、だんだん短くしていって最終的に五分しか見せません。訓練されたネズミはおいしい餌がすぐになくなることを知っているので、あわてて飲むようになります。

五分間という短い時間に設定するのは、選択が純粋に味覚や嗅覚によるものであることを示すためです。一時間も呈示すると味わった後の消化吸収やカロリーなどの影響が顕著に出てきます。最初の五分間の摂取を比較して、たくさん飲んだ方が嗜好性が高いと推定できます。短い時間で急いで飲むのなら、おいしいと思うほうを選ぶということです。最後の晩餐ならば好きなものを死ぬほど食べるでしょうが、日々の食事ならばカロリーや体調によって食べるものが変わるというのと同じです。実際にネズミでも数時間単位での摂取量を比較すると、味プラス消化吸収以降の栄養などの要因が含まれた好みがわかります。

この実験で、食べ物でもビールや酒に対してもネズミはどうやらコクの味わいがわかることが立証されました。オールモルトのビールは、ドライよりも発酵度が低く甘口です。ドライビールは、苦味が強く、それを「キレ」と称したりするのですが、彼らの舌には合わないようです。そのため、ドライでも苦味を人工的に除去するとよりたくさん飲みます。

彼らはわれわれが嫌う日光臭など古くなったビールの匂いは平気で気にしません。人間の場合、ビールは味わうだけではなく、のどの渇きをいやすという目的も有り、好みは単純ではありません。ただわれわれがコクがあると感じるものは、そうではないものに比べてネズミも好きなのは間違いありません。しかし、ネズミに「コク」とは何かを尋ねても答えてはくれません。ネズミを使った実験の興味深い結果の数々については、後半でもっと詳しく触れます。

集合の力

「一つ、二つ、三つ、たくさん、たくさん……」

これが未開の人々の数の数え方だという笑い話がありました。四つ以上はたくさんとなるというわけです。ずいぶん失礼な話で現実にそんなことがあるとも思われません。

しかし、これはコクの原理のもとになっている法則の一つではないかと思います。コクは尖った単調な味覚とは正反対に位置するようです。特定の味の刺激が突出せず多くの味覚が複雑に絡み合い、個別の味覚としては認識できないほどの多くの刺激がある場合に、コクのような総合的な感覚に至るように思われます。

「たくさん味が混じっている」

という感覚がコクの一つであると思います。「集合」はコクの正体を知るうえでの重要なキイワードになりそうです。

甘味、塩辛さ、酸味、苦味、そしてうま味が基本的な味覚として存在します。いずれも特定の化学成分に対応する味です。

それぞれの味覚の中にも味物質の違いによって微妙な違いがあります。砂糖と水飴と黒砂糖、味醂などはいずれも甘いのですが同じ甘さではありません。味醂にはブドウ糖の他にマルトースやイソマルトース、コウジビオース、トレハロースなどたくさんの糖が含まれて幅のある甘さを形作っています。砂糖だけで甘さを整えようとしたら、非常に狭い範囲でぴたりと最適な量を合わせなければなりません。素人にはかなり難しい技です。味醂ならば、幅広い甘さのおかげで、おいしいと感じられる幅も拡がります。料理の味付けがより自由になると言えるでしょう。

料理人は、これらの多くの味覚をうまく動員して複雑な味わいを作り出します。時間差を使って意外感を出したり、舌で感じる部位を計算に入れて拡がりを出したりします。よく調理された料理は甘味や塩味のような生の味覚をストレートに感じさせません。様々な味覚が混じり合って、数え切れなくなったら「コクがある」と表現せざるをえなくなるのではないかと思います。どんなに甘いものが好きな人でも、ただ砂糖を舐めただけではコクは感じません。もっと複雑な甘味を感じたときにコクを感じるのです。そして甘味はコクのなかで重要な役割を果たしています。

甘味が失われた世界

私は一時的に甘味が感じられなくなる体験をしたことがあります。インドに自生する植物ギムネマ・シルベスタの葉っぱを三〇秒ほど噛むと、それから一時間ほどまったく甘味を感じなくなるのです。

甘味のない世界というのはすさまじい世界です。砂糖は完全に砂粒のような味です。コーラはただの炭酸水になります。甘味のあるアミノ酸であるアラニンやグリシンもただの無味の粉に変わります。一切の甘味を感じません。ギムネマ酸というトリテルペンが甘味の受容体を完全にマスクしてしまうからです。

まんじゅうは砂のかたまりを口に入れたような味気ないものになります。チョコレートは石けんの固まりを噛んだような嫌な感じに激変します。ケーキの生クリームは練り歯磨きを口に入れたように感じます。みそ汁の味も厳しい味になってしまいおいしくありません。ダシのうま味にも甘さが寄与しているように思われます。おいしいはずのものを食べても味気なさに気分が沈みます。あまりに食べ物が変わってしまうのでおもわず笑わずにはいられません。実験に参加した多くの人が引きつった笑いを漏らしました。

たった一時間ほどの体験でしたが、おいしさの世界はまるで廃墟のように感じられました。何を口に入れてもコクのようなものはまったく感じられません。むしろ、殺伐とした味気なさを強く感じるだけです。甘味は単に甘いだけではなくて、すべてのものの味を格段においしくしていることが実感できました。コクの感覚は甘味抜きではあり得ないことも強く感じました。甘味は優しさです。甘味なしの世界は殺伐としか言いようがありません。

コクのある食べ物には甘味が前面に出ていないものもたくさんありますが、甘味なしではどうにもコクにならないのです。コクは種々の味わいの総合であり、甘味はその多くを支えていると納得せざるを得ません。

栄養はおいしい

甘味は糖質、塩味はナトリウムや塩素、うま味は各種のアミノ酸というように、味はそれぞれ特定の栄養素の存在を示すシグナルです。一般に動物は、味覚から食物に含まれる栄養素の存在を推定することができます。

甘味が強いのは糖質が大量に含まれている証拠です。血糖値を維持しエネルギー源となる食物です。お腹がすいたときに「血糖値が下がっている」と言う人もいます。血糖値の低下は食欲を刺激しますから、正しい表現です。

油にはエネルギーが最高に濃縮されています。油の多い食物は高エネルギーであり、動物にとって魅力的な食物です。

適度な塩味はミネラルが適度に含まれている証拠です。塩辛すぎたり苦かったりするとコクは失われます。動物の身体を形成している細胞は適切なミネラルバランスの下で活動します。細胞にミネラルを提供する血液や体液のミネラルバランスは生命活動を支えています。

タンパク質を構成するアミノ酸は強いうま味を感じさせます。核酸がそれを増強します。タンパク質は動物の体をつくり、酵素や抗体などの素材にもなります。アミノ酸が豊富な食素材はタンパク質が豊富であることを知らせています。舌は栄養素の分析装置なのです。

たくさんの味が混ざり合って一つ一つの区別が付かない状態、それは豊富な栄養素を含む状態です。生物としては非常に好ましい食べ物です。

反対に少数の栄養素の味だけが強いのは言うまでもなく栄養素バランスが悪い食べ物です。このような尖った味ばかりを食べ続けることは動物にとって危険です。豊潤あるいは分厚い味わいの重なり、これをコクと感じるのですから、コクは栄養素に富む味わいを表すものであることは間違いないようです。

コクに近い言葉として、「厚み」「リッチな」「ボディー感のある」などが使われますが、栄養素に富む状態を暗示させる点では同じです。

人間を含めて動物がコクのある食べ物を求めるのは、豊富な栄養素を確保するための本能的な感覚であると言うことができます。ネズミも人間もコクを好むのには必然性があるのです。

脳の機能から見たコク

脳はコクをどう感じているのか。残念ながら完全に明らかになっているわけではありません。しかし、いくつかのヒントがあります。大阪大学大学院人間科学研究科の山本隆教授は、コクには「空間的な拡がり」と「時間的な拡がり」の両方があると表現しています。

「空間的な拡がり」とは何か。おいしい料理は舌の隅々まで甘味、塩味、うま味等々、全ての感覚をくすぐります。単に味覚だけではありません。食材それぞれの歯触りや、舌にさわる柔らかさ、上あごの口腔側、いわゆる軟口蓋《なんこうがい》での感触や濃厚さを醸し出す粘りなど口腔内の物理的な感触も空間を拡大してくれます。口の中全体を動員したおいしさの拡がりが空間的な拡がりであり、調和の取れた拡がりを感じるとき人はコクがあると唸るようです。空間的な拡がりと平行して、締まった感じや焦点が鈍い感じも発生します。これらも空間的な感覚のようです。調和が取れて全体がうまくコーディネートされたときに、「きりっと締まった感じ」が派生するのではないかと思います。

私の家では正月のお雑煮は吸い物と焼いた角餅と昔から決めています。うまいダシが取れそうなよく運動しているファームの鶏肉を選び、昆布や鰹節も吟味します。大晦日の夜に吸い物の味見をするのは楽しみです。ダシの奥行きを感じる瞬間です。

「どれ、今年もうまくできたかな」

塩加減も整って、ダシの香りも高く、うま味や甘味が口の中全体を興奮させて舌の隅々や口の中の隅々までもがおいしさを楽しみます。特に、きゅっと締まったおいしさの芯のようなものが感じられると味付けは完成。新しい年が来ます。口の中全体を動員する味覚の空間的な拡がりと、それをまとめる凛とした締まりとが吸い物のコクだと私は感じています。

締まりという用語は清酒の利き酒にもあり、味のまとまりやキレを表すようです。だれないとも言います。谷川の上流のような締まった味の酒もあれば、河口の水のような鈍い味もあります。私は、おいしさの締まりを説明するのに、よくステレオの音響を例にします。ボーカルの声が実物大の口の大きさから聞こえてくるのが締まりです。あまり良くない音響セットだと、歌手の声がバケツのように大きな口から出ているように曖昧に聞こえます。締まりがありません。味の締まりについても似た表現ができると思うのですが、いかがでしょうか。

味覚のホップ・ステップ・ジャンプ

一方、コクの「時間的な拡がり」とは何か。味わいは一瞬ではありません。口の中に入れた直後の素早い味、それに続く中間的な味わい、そして後半の味わいと余韻。口の中に入れたとたんに速やかに感じられる甘味や一瞬遅れてくる甘味など、甘味によっても特徴があります。味わいに時間差があるのです。

「料理上手は黒砂糖」

そんなことばがあります。黒砂糖は精製されたショ糖（いわゆる白い砂糖）よりも原料の成分がたくさん混じっています。褐色なのはショ糖以外の成分が混じっているからです。これらの成分がいろいろな味を出すのです。

砂糖の甘味だけが鋭く尖らずに様々な味わいが現れ、時間的にも拡がりのある甘さになります。料理にコクを与えるためにはこのような「厚み」のある甘さが有効であることは日常経験するところです。

塩についても同様のことがいえます。工業的に生産した高純度の NaCl に比べて、塩田で海水を干したものはカルシウムやマグネシウムやカリウムなど様々な塩を含有しています。陰イオンと陽イオンで塩が生じますが、不思議なことにイオンの組み合わせで異なる塩味がします。ナトリウムがカリウムやマグネシウムになると味は全然違います。

陰イオンも同様で、塩素イオンが他のイオンに変わっても塩の味は違います。この理由はまだ科学的にも明らかになっていません。塩化ナトリウム以外に別の陰イオンや陽イオンから食塩を作ることができれば、高血圧が心配な人にとってナトリウムや食塩の過剰摂取の問題が解決されるはずです。しかし、例えば塩化カリウムや塩化マグネシウムは苦くてまずいので大量には食べられません。そのほかの塩でも食塩の代わりになるものはありません。

海水から製造した塩は各種のイオンがほどよく混ざっていて、NaClの尖った塩辛さではなく味質に幅のある塩辛さが得られます。有機物が混ざっているものもあります。味質の幅は時間的な拡がりや味の余韻も増強します。「甘い」と感じられるものもあるほどです。天然の塩にコクがあると言われるのはこのような理由なのかも知れません。

日本酒の時間差攻撃

日本酒も時間的な拡がりがある飲み物です。最初にガツンと来てすっと味が消えるものもあれば、はじめは穏やかでやがてぐぐっと高まる味の酒もあります。私の行きつけの飲み屋さんでは、最後の仕上げに秋田のH霞か島根のZ泉の人肌燗をいただきます。ぼやーっとした味わいの後におもむろに高まってくる酒と、最初にはっきりした味わいがあって次第にフェードアウトしてゆく酒、味わいは全く違います。どちらにするかはその日の体調次第です。

複雑な組成を持つ料理ならもっと時間的な拡がりがあるのは当然です。料理人の演出が可能です。余韻がほとんど無かったり、高まりが不足で拍子抜けしたりするような味わいではコクがあるとは言えません。上等の赤ワインなど、冷ややかな渋みに続いてどんどん変化する味わいがいつまでも続きます。

これらの空間的・時間的拡がりはどのようにして生じるのか。生理学的な視点から説明ができる部分もありそうです。

空間的な拡がりの正体

味覚の空間的・時間的拡がりは舌にある味細胞の組織構造の違いで、ある程度説明することができるように思います。

鏡に向かってぺろんと思い切り舌を出してみてください。舌の前半部分（舌先から舌全体の半分）には赤い小さなぷつぷつした粒が散在しています。舌が荒れているのではありません。ニキビでもありません。茸状《じじよう》乳頭という組織で、味蕾《みらい》が数個集まってキノコのような形になったものです。味蕾は味細胞が集まったタマネギのような形をした固まりです。太いキノコの傘の表面にごく小さなタマネギが数個くっついたものを想像してください。

舌の奥の方には渡り鳥の編隊飛行のように、一〇個に満たないつぶつぶが整列しています。有郭乳頭という組織で、これも味を感じる細胞の集まりです。顕微鏡で見ると、乳首のような乳頭の周囲を溝が取り囲んでいます。この乳頭には数百個の味蕾がくっついています。味蕾が傘の裏や軸に数百個も付いた巨大なキノコが水のいっぱい入った手桶に浸かっている図を想像してください。手桶の水はエブネル腺から分泌される液体です。

舌の奥の左右の端を見ると、まるで鮫のエラのように数本の横縞が見えます。葉状乳頭です。エラのように見える凹凸の奥に味蕾があります。有郭乳頭と同じく味蕾のある凹みがエブネル腺から出る液体で浸されています。

人間の舌は舌の先と奥の方とでは異なった神経系につながっています。味の感じ方も部位によって同じではありません。舌の前半部分にある茸状乳頭の味蕾の味細胞は主に鼓《こ》索《さく》神経という神経につながっています。甘い味や塩味などは主に鼓索神経で速やかに伝えられます。奥の有郭乳頭と葉状乳頭の味細胞は舌咽《ぜついん》神経という神経につながっており、うま味や油のおいしさを敏感に感じるのが特徴です。いろいろな部位で味を感じることが、味の空間的な拡がりを生む理由の一つです。

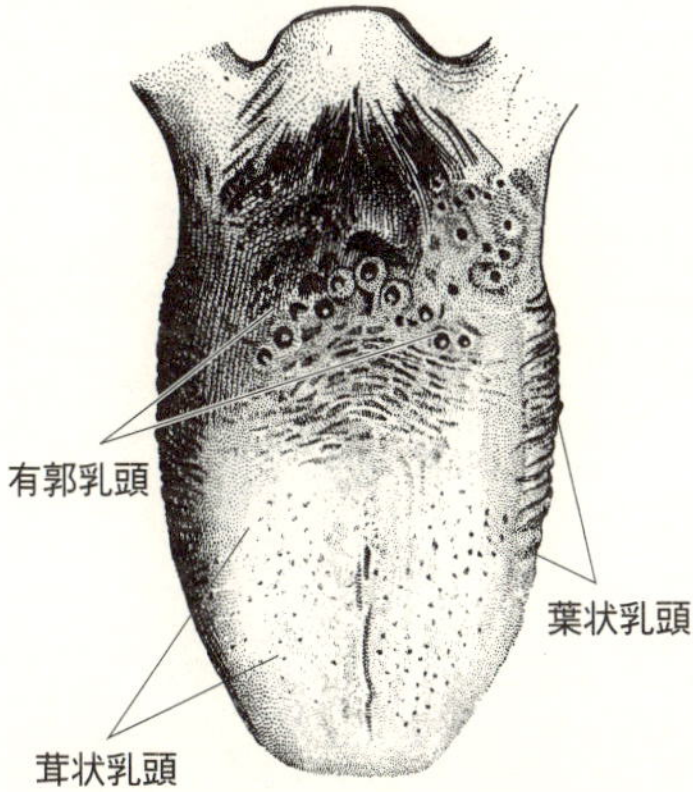

図1　舌の上の細胞

「おいしい味は舌の奥で味わうものだ」

そのような言い方がフランスにはあるそうです。舌の奥は舌咽神経の領域です。確かに、コクのあるスープやマグロのトロのおいしさは舌の奥にある有郭乳頭や両端の葉状乳頭あたりで強く感じるように思います。試してみてください。

舌の部位によってある程度敏感な味の違いはあります。しかし味を染ませた小さな濾紙を舌の各部位において味覚を調べた実験では、舌の各部分が味覚を完全に分担しているわけではないことがわかっています。甘い味は舌の先端だけなどと舌の上に味覚地図があるような説明をよく目にしますが、これは少々単純化しすぎでしょう。

口の中で暴れる旨さ

味を感じるのは舌だけではありません。口の中の天井にあたる部分、軟口蓋も甘い味など味覚を感じます。この部分は食感にも敏感です。口と鼻の穴の合流点やのどの奥の方にも味や食感を感じる機能があります。非常に幅広い空間で味わいは感じられているのです。

本場のうどんは嚙まずに味わうと言います。口腔内や咽頭の食感で味わっているのです。ゆでたてのスパゲッティーは口の中で暴れます。これも物理的な刺激です。この感触がたまらない。口の中のいろいろな部分でおいしさが感じられていることは、こんなふうに挙げていくと誰にでも思い当たるはずです。

味、食感のほかにも食べ物を味わうときに大きな要素があります。風味の存在も忘れては困ります。風味というのは口の中に入れた食物から出た香りが鼻に抜ける際に感じる匂いです。香水のように鼻の穴から入ってきた匂いは香りとして風味とは区別されます。口に近い鼻腔領域で感じる風味は食物のおいしさに大きく関係しています。嗅覚の参入は、味わいの空間的・時間的な拡がりを一層ダイナミックにしています。

甘味の受容体は一種類ですが嗅覚の受容体は数百もあります。つまり、嗅覚は匂いの種類をより分ける力があり、しかも脳に直接的に信号が届くので記憶が確かです。私は昨年の大晦日の吸い物の香りをありありと憶えています。鼻をつまんでリンゴジュースを飲むと味がわからないなどと言いますが、この味は風味を指しています。味と思っているものが実は風味であることはよくあります。

これら、多くの部位が一斉に味や匂いを感じる。そして嗅覚や食感までもが次々に味わいに参加する。それがコクの空間的・時間的な拡がりの実体です。口のなかにオーケストラがいるようなものなのです。

第2話　味わえないおいしさ

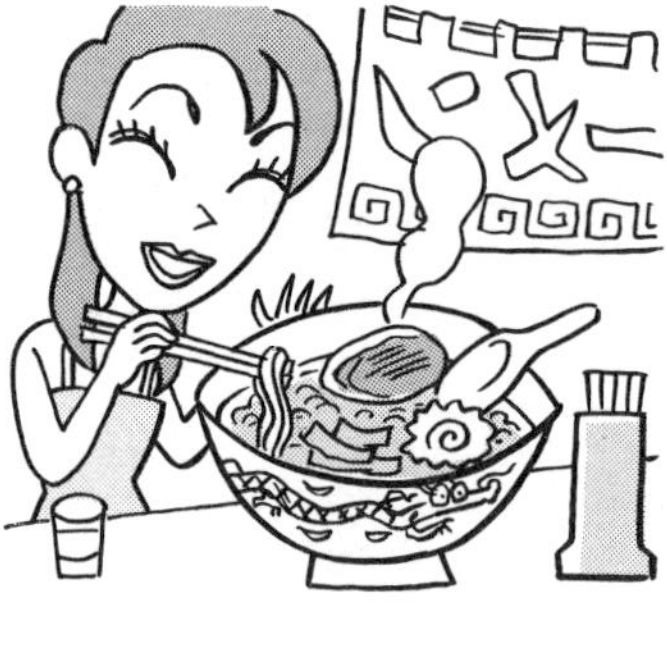

味覚の外側へ

人間には見えない光があります。可視光線は波長の長短から虹の七色として感じられますが、それよりももっと長波長側には赤外線があります。電気こたつのランプは赤い色ですが実際に暖めているのは無色の赤外線です。スパイ映画や戦争映画に登場する赤外線双眼鏡で見ることができます。赤外線に反応する写真フィルムもあり、可視光線とは異なった趣の写真が撮れます。

反対に、可視光線よりも波長の短い光は紫外線の領域です。お肌の日焼けの原因ですが目には見えません。これも特殊なメガネなら紫の光のように感じさせることも可能です。ある動物には見えるけれど人間には見えない光もあるのです。

味覚の世界も人間が感じられる味だけが味のすべてではありません。人間には感じられないが動物は感じる味もあります。赤外線写真のように、味覚世界も人間と動物とではやや異なるようです。

動物の血液に含まれる糖分はグルコースです。糖尿病の方ならこの名前はよくご存じだと思います。グルコースが三、四個結合した糖はそれなりに甘いのですが、一〇個以上くっついたようなデキストリンと呼ばれるサイズの糖になると人間にはもはや甘く感じられません（デキストリンはデンプンの一種です）。ところがネズミは味を感じているらしいのです。ネズミはデキストリンの味が大好きで、朝日大学の硲哲崇《さこのりたか》助教授によると砂糖と同じくらい好むそうです。味を感じているに違いありません。しかも、砂糖とは味を区別しているので、デキストリンを分解した小さな糖の甘さを味わっているのではないということも明らかにされました。人間は感じないデキストリンの味。いったいどんな味なのか興味が持たれます。

味のない大きな分子

このデキストリンは一般的に私たちが食べている食品の中にも含まれています。例えば、発酵を抑えてコクを重視したビールにはデキストリンが多く残っています。専門家によると、ビールのコクには関与する成分がいくつかあるそうです。ここでいうビールのコクという表現に対応する成分の全貌は明らかにはなっていません。しかし、デキストリンがビールのコクに寄与する重要な成分だということはいえるそうです。味は感じないけれども、コクは感じる。そんなことがあるのでしょうか。

人間が甘いと感じられない、そんな糖質をネズミが砂糖と同じように好むとしたら、人間も無意識にデキストリンを味わっているのかもしれません。私たちは紫外線を「見る」ことはできなくても、日焼けはするわけですから、「感じる」ことはできているのです。それと同じようなものなのではないでしょうか。つまり、人間もデキストリンを甘い味を生む原料物質としてコクにつながる味と感じているのではないかと思います。可視光線の領域が人間と動物とで少し異なる場合があるのと似ているではありませんか。

実際に味醂や清酒にもデキストリンは含まれています。いずれも料理に使えばコクを増す作用があることと符合しています。

デキストリンの他にも人間が味を感じない大きな分子があります。その代表がタンパク質です。一般的にタンパク質には味がないとされています。豆腐に含まれている大豆タンパク質やチーズ・ヨーグルトの原料である牛乳に含まれているカゼインタンパク質は無味です。卵白の主成分であるアルブミンやグロブリン類にも特に味はありません。

例外的にリゾチームと呼ばれる酵素や西アフリカで発見されたソーマチンとよばれるタンパク質などには甘味がありますが、基本的に人間はタンパク質の味を感じません。

タンパク質を試験管の中で分解すると、中間段階としてさまざまな大きさのペプチドが生じます。大きなペプチドは無味または苦味を持つことが多いのですが、甘い味はありません。しかしこのペプチドが完全に分解されてできるアミノ酸のなかで、グリシンやアラニンなどのアミノ酸は砂糖のように甘い味がします。タンパク質の構成成分中で最も多いアミノ酸の一つであるグルタミン酸は昆布のうま味成分として同定されました。

大きな分子が分解されたら味が感じられるというのはデンプン、デキストリン、糖質の関係と全く同じです。興味深いことに食品の開発の分野ではタンパク質やペプチドは料理のコクを増す重要な因子であることが知られています。「無味」のものがコクを増しているのです。

豚骨スープも巨大分子

ラーメンのなかでも豚骨スープといえば、かなり濃厚なほうの代表格でしょう。スープを飲み干してはからだに悪い、そう思いながらもついつい「もう少し」「あと一口」とレンゲが丼に入っていきます。このスープのコクはどこから来ているのでしょうか。

豚骨スープのコクは主にコラーゲン質の食感とそれを長時間煮ることで得られています。コラーゲンはお肌の保水成分としても有名で、皮膚や腱を構成している特殊なタンパク質です。必須アミノ酸は非常に少なく、グリシンやプロリンなどのアミノ酸が豊富です。良質のタンパク質とは言えませんが、豚骨スープのコクでは重要な役割を果たしています。またしても、味のない大きな分子のコクです。

「豚骨スープなんて下品だし、若い人のためのもの。もうこの年になるとくどくて」

実はそんな方が好きな日本料理でも、豚骨スープと同じコクを利用している料理があります。日本料理でしばしば使われる煮こごりもやはりコラーゲンから生じたゼラチン質が冷えて固まる性質を利用したものなのです。煮物のおいしさが凝集したスープが自然に固まってくれるのですから、コクの固まりと言えます。

デキストリンやタンパク質は糖やアミノ酸に変わる元の分子です。通常は大きいままでは味はありません。その分解物である糖やアミノ酸はコクの主成分です。大きいままでは無味であるはずの高分子成分が、コクのような味わいを持つことによって存在を主張していると解釈することができます。

人間には糖やアミノ酸が栄養素として必要です。デキストリンやタンパク質はその宝庫ですから、それらをうまく見つけて摂取するために分解産物の味が活用されてきました。さらに分解途中の大きな分子もコクとして感じる神経を磨いてきたと考えるべきなのかも知れません。科学でもっと解明したい問題です。

性的な食感

濃厚なタレや煮詰めたソースのように粘度の高いものにはそれだけでコクが感じられます。ねっとりした食感や、その反対にさらさらした感じは味覚ではなくて食感という物理的な刺激です。先に触れたスパゲッティーが口の中で暴れる感覚も同じです。口の中で舌を上に上げるとさわる上あごの内側部分、軟口蓋は、食感に対して特に敏感です。

解剖学が専門の友人、北海道大学の岩永敏彦教授がかつて講演でこんな話をされていました。食感のような物理的な刺激を化学的な信号に変換する役目を担っている細胞があるというのです。そして、その細胞は、セロトニン産生細胞だろう、と。セロトニン産生細胞は、物理的刺激に感じてセロトニンという化学物質を放出する細胞です。

この細胞は化学物質を分泌する細胞としては非常に数が多く全身に存在します。腸管の表面を細い習字の筆でなでるとこの細胞が興奮してセロトニンを血中へ分泌するのだそうです。物理的刺激に対して化学物質を放出する、ということは、触るとくすぐったいとか痒《かゆ》いとか何らかの敏感な反応を示してしまうということです。人体のなかでこの細胞が最も密に存在するところは男性生殖器の表面だそうです。何となく納得される方もおられると思います。

ところが、これに負けないぐらい濃密に存在する場所が、口の中の軟口蓋であることを岩永教授は化学的な細胞染色の方法で実証されました。舌を口の中で上に延ばして軟口蓋に触れると、くすぐったく感じるはずです。敏感な証拠です。

この岩永教授の講演会場は栄養学や食品科学を専攻している女性研究者が大半を占めていました。聴衆の意表をつく切り口の講演内容が非常に好評で、岩永教授の人柄とも相俟って講演後も盛大な喝采を得たほどです。なかなか粋な学術研究会風景です。

ともかく、口の中は、生殖器に匹敵するほど物理的な刺激に敏感な器官なのです。これをフルに動員してわれわれは料理の細やかなおいしさを堪能しています。だから濃厚なソースの食感をコクとして感知できるのです。

ホットな魅力

食べ物の中には、身体を温める性質があるものがあります。中国では食品素材を寒、涼、平、温さらに熱などと、身体を温める作用や冷やす作用に着目して詳細に分類してきました。現在でもそのような思想は中国の家庭料理に生きています。この分類は驚くほど正確であり迷信などではありません。

実際に被験者の身体じゅうに温度プローブを貼り付け、各食材を摂取させると、温や熱に分類されているトウガラシ、ネギ、タマネギ、ニラ、ニンニク、ショウガなど、いずれも体温を上げることが観察されました。反対に涼に分類される柿は体温を下げました。他の寒性の食物も体温を上げることはありませんでした。

さらに、温・熱性の食材ばかりと寒・涼性の食材ばかりを集めてそれぞれ炒め物を作ったところ、前者は体温を上げ後者はむしろ下げる作用がありました。なによりも印象に残ったのは、口の中に入れただけで、温・熱性の炒め物はコクのある「濃い」味がするのです。

反対に、涼・寒に分類される食材には、豆腐や大根、キュウリ、カニの身、アサリのむき身、ほうれん草などがありますが、あっさりして強いコクを感じないものが多かったのです。「やや、虚無的」という意見さえありました。食べて身体が温かくなること自体がコクを感じさせるのか、コクが体温を上げるのか、どちらが先かはわかりませんが、両者に強い因果関係があることは明らかです。

多くの香辛料や香味野菜などがコクを強めるのも体内で熱を産生することと無関係ではないようです。また、豆腐や麺類などには、香味野菜を薬味として添えています。あっさりした食材にインパクトのある香味を与えていることになりますが、涼・寒性の食材に温・熱性の食材を合わせるという形にも見えます。

不均一もキイワード

コーヒーにミルクを入れるとき、よくかき混ぜる人とかき混ぜない人がいます。後者は、コーヒーにミルクの縞模様ができるのを見ながら飲みます。単にずぼらな人もいるのでしょうが、「かき混ぜない派」に言わせると、均一にかき混ぜるよりもコクがあるというのです。私も「かき混ぜない派」で、言われてみると確かにそんな気がします。

ここにコクの新たな要素がありそうです。「不均一」です。たとえばサラダにかけるドレッシングの中にも均一ではなくてわざと分離したまま使うものもあります。このように均一でないところにもコクが潜んでいるようです。

どうせ口の中に入れれば混ざってしまうのに、なぜコーヒーとミルクは分離していたほうがコクを感じるのでしょうか。おそらく不均一な食品には、時間的・空間的な拡がりがあるのではないかと思います。

実は不均一というのは新しい食品開発のキイワードの一つになっています。チョコレート色したアイスクリームよりも、表面を薄いチョコで覆ったアイスクリームの方が、口の中でアイスとチョコがはじめて混ざる味わいが楽しめます。さらに外側に湿っていない香ばしいウェハースが巻かれていると、三つの風味が混ざらないおいしさが味わえます。これが不均一のおいしさです。ハーゲンダッツ・アイスクリームの商品に「アップルパイ」味や「ラムレーズン」味があります。いずれも、アイスクリームのなかにアップルやレーズンが入っています。おそらくその成分をミックスしてしまって、均一の舌触りのアイスクリームにしてしまうことは技術的に可能でしょう。しかし、あえてそれをしていません。だから口に入れると、トロトロしたアイスと、シャキシャキしたアップルが口のなかでミックスされるのです。

刺身のワサビも魚好きは醤油に溶かさないで刺身に塗りつけたりします。それぞれの風味が混ざることによって消されてしまうことを嫌がるのでしょう。醤油のコクを生かしながらワサビの風味を殺さない。均一に混ざらないおいしさを狙っているといえます。成分をわざと均一にしないことによって、口の中で様々な割合の混ぜ合わせが自然にできる。口のなかで料理人が最後の仕上げをするようなものです。だから時間や空間の無限のバリエーションが楽しめるのです。

濃すぎると飽きてしまう

コクは多くの味の混成であると述べました。空間的・時間的に拡がった口腔内への刺激が強いコクにつながるようです。たしかに、強烈なコクにはそのような面があります。非常にたくさんの食材からダシをとる秘伝のつゆに秘伝の味噌、ラーメンなら長時間煮込んだ焼き豚と自慢のネギ油。書いているだけでコクを感じます。

しかし、なかには、シンプルであっさりしていて深い味という人気ラーメンもあります。お客の行列の方向は強烈なコクとあっさりしたコクとのあいだを周期的に振れているようにも見えます。

実は強烈すぎるコクは、誰にでも強い感激を与えられるパワーの反面、飽きられやすい弱点があります。あまりにも満足しすぎると人間は飽きというやっかいな感覚を抱くようです。誰もが求めるコクなのにコクが強すぎると飽き易いのは不思議です。ポテトチップスなどのスナック菓子でも業界では同様のことが言われています。あんまりおいしすぎると飽きられやすいのだそうです。

「出会いの背後に別れの影が忍び寄る」

まさに喜びははかないもののようです。反対に、少しだけ不満足なあたりでとどまっている抑制の利いた味付けが飽きさせないコツだと言います。強烈なコクが必ずしも究極・絶対ではないということは、コクとおいしさの関係はもっと複雑な面を持っているらしいことを示唆しています。

この点については後半で詳しく述べたいと思います。その前に実際の食品のなかでコクがどれほど重要かを第3話で見てゆきたいと思います。

第3話　美味の事情

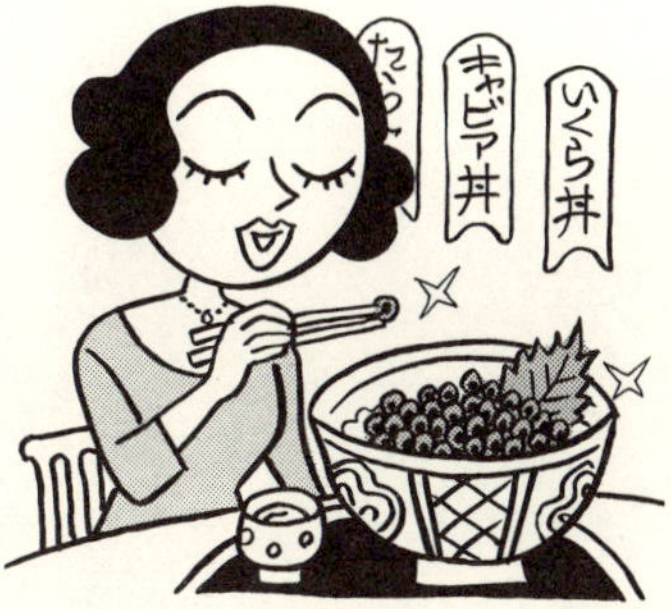

卵類は完全栄養系

　ここでは実際に私たちが日々味わっているもののなかで、コクを感じるものをもう少し分類してみましょう。

　卵はコクのある食材の代表格です。食材としての卵や卵を用いた食品のおいしさは濃厚なコクの旨さであると言っても過言ではありません。魚の豊富な日本では特に海産物としての卵が珍重されてきました。どんな卵が好きか、試しに聞いてみれば百家争鳴になるはずです。

「なんといってもウニが最高」——鮨屋では大人気。その濃厚なコクはすべての人を魅了します。卵といわれるとピンと来ないかもしれませんが、私たちがふだん食べているのはウニの卵巣です。

「辛子明太子とご飯の取り合わせが一番」——たらこ・明太子は庶民的な魚卵の横綱です。博多の街には辛子明太を売る土産物屋があちこちにあり、人気のほどがわかります。

「ご飯モノならば、北海道のイクラ丼だあ」——口の中でプシィッと破裂するのはこたえられません。

「数の子のプチプチ感が堪らない」

「プチプチ感なら子持ちシシャモのほうが上でしょう」

「いや、プチプチよりもネットリです。ピータンが一番うまい」

「ワタリガニの卵巣を食べたことがないのかねえ。気の毒な」——ワタリガニの真っ赤な卵巣はコクがあって鍋物にしても旨いものです。

「いや、カニならばズワイガニの雌、通称セコガニ・コッペの卵が珍味です」

「珍味系では、コノコだろう」——ナマコの卵巣を三味線のバチ状に干したものです。

「そんなマイナーなものよりもカラスミ」——ボラの卵のカラスミは強烈なコクの珍味でこれがあればいくらでも酒が飲めます。

「タコの子を食べたことありますか」——透明な薄い黄色で形は夏みかんのつぶつぶに似ており、ねっとりとしたコクは絶品です。

「キャビアがよろしいかと」——三大珍味のひとつ。魚卵のヨーロッパ代表でしょう。

「滋賀の鮒寿司も決め手は卵ですよ」——黄色く輝く卵が中心に無くてはいけません。

「若狭カレイの卵巣もうまい」

いっぱい並べましたが、卵はどれもコクの宝庫です。生まれたての稚魚や発生中の雛など子供が卵の栄養分を餌にしてしばらくの間成長するのですから、動物にとって最高の栄養食品です。野生動物や魚の卵は常に他の動物に狙われる標的です。動物にとっても卵はおいしいのです。

卵には油のエネルギーが豊富です。ミネラルやビタミンも揃っています。タンパク質のアミノ酸組成も子供の成長にとって最適です。ちなみにニワトリの全卵タンパク質は人間の栄養素としてのタンパク質を考える際の理想的タンパク質と見なされています。

このような濃縮された完全栄養食品に強烈なコクを感じるというのはコクへの欲求が基本的に栄養素への欲求であると考えれば当然であると言えます。それぞれの味を持つ多種類の栄養素が卵のような理想的なバランスにより最適化されたときに、尖らないコクとしての味わいが生じるのです。卵は究極の栄養のコクを具現化したものだといっていいでしょう。

ミルクも完全栄養系

卵のほかにも完全栄養食品はあります。ミルクも卵に劣らない完全栄養食品なのです。卵は卵殻の中という狭い完全な閉鎖系で受精卵から雛が育つわけですから、黄身や白身はコンパクトに濃縮された栄養素の固まりです。限られたスペースなので余分なものはありません。

それに比べると、牛乳は野外で糞尿を自由に排泄できる子牛が飲むわけですから、少しばかり栄養素の濃度が薄くても子牛がたくさん飲んで尿で水分を排泄することで濃縮することができます。それ故、牛乳中の栄養素は濃縮度が卵に比べてやや低いのですが、たくさん摂取すれば完全栄養素に近いという点では卵と同様です。

牛乳を鍋物に入れる料理があります。コクが出ておいしいと言います。牛乳のクリームはエネルギーとなる乳脂肪分を集めたものですが、これがヨーロッパの料理のコクを担う大事な成分であることは興味深いことです。同じくヨーグルトやチーズなどミルクを発酵させたものや固形にしたものがそれぞれ濃厚なコクをもたらす食品・食材であることは、卵と同様、完全栄養食品のもたらすコクと見なすことができます。

肉食動物の好み

野生動物は獲物の内臓を真っ先に食べるという話があります。

「私なら、肩ロースあたりを食べたいけど」

しかし、動物の行動には納得できるところがあります。内臓はおいしい。実は私たち人間も動物の筋肉組織のみならず、内臓を非常に喜んで食べています。世界中に内臓料理は無数にあります。

イカの塩辛はまさに内臓の旨さです。コクがあります。塩辛に漬けないで新鮮なイカの内臓を酒と調味料で少し煮詰めたものは最高のコクがあります。五月の富山のホタルイカは生で丸ごと食べるとあれほどコクのある味わいはないほど旨いものです。アンコウのキモ、つまり肝臓は絶品です。フォアグラのように肝臓の旨さに脂肪肝のおまけでついたものがおいしいのもうなずけます。

パンに塗るレバーペーストも濃厚なコクがあります。ソビエト連邦が崩壊して少し後のモスクワのホテルに泊まったことがあります。国営ホテルでしたが、治安も悪く心細い一夜でした。朝食を食べるために食堂に行くと、宿泊客が列を作っています。アルミの盆には牛乳と食パン。列の先頭では給仕のおばさんが食パンの上に灰色のレバーペーストを少しだけなすりつけてくれました。なんにもない食事でしたが、少しだけ塗られたペーストは貴重な動物性の味がしました。

冬の味覚カニは足もおいしいけれど、味噌がたまらない。カニ味噌の主成分は、脳味噌ではなくて肝臓や膵臓、脂肪組織などの内臓です。同じく冬の間だけ賞味できるタラの精巣である白子を、真っ白な空の雲みたいなのので京都の居酒屋では雲子(くもこ)と呼びますが、フグの精巣と同じく内臓の濃厚なコクと言えます。

京都大学大学院理学研究科の山極寿一教授の話では、狩りをしたサルはボスだけが木の上で獲物を食べるのだそうです。そこからしたたり落ちる血を若いサルやこどもたちが地上で狂喜してベロベロなめるのだそうです。血液も肉や内臓と同様に狂おしく旨いようです。血液が加工食品のうま味を増すのに使われることもあります。フランス料理に血液はしばしば使われますし、ドイツには血液を固めた伝統的なソーセージも存在します。

豚骨や鶏ガラはおでんやラーメンのダシに欠かせません。別に骨からうま味が出るのではありません。骨組織の中心部を形成している骨髄が重要な役割を果たしているのです。骨髄には血球や組織を構成するタンパク質をはじめ各種の栄養素が詰まっており、内臓のようなものと考えていいと思います。ガラを使わないとコクが出ませんが、ここにも内臓の旨さがあります。

内臓は動物の身体そのものですから、必要な栄養素の大半がうまく揃っています。身体を維持するためには最適の素材です。

生きるために栄養素を摂取すると言いますが、厳密に言うと、内臓や筋肉は常に壊しては作り直す再生産を繰り返しています。

「一日に必要なタンパク質は大人で六〇グラムくらい」

栄養学の教科書にはそのようなことが書かれています。実際は一日に食べるタンパク質よりも遥かに大量の数百グラムの体タンパク質が毎日代謝回転しています。六〇グラムは再生産の過程で生じたロスを補給するのに相当する量なのです。内臓を真っ先に食べることは身体を再生産するための最適な材料を供給するという意味で合理的です。内臓は身体再生産の材料のコクと言えます。

一粒三〇〇メートルの甘味

ここまでにもたびたび甘味のコクの話をしてきました。砂糖にコクがあることは言うまでもありません。調味料としてもコクに貢献しています。味醂の甘味は伝統的な日本料理のコクを支えてきました。日本料理は砂糖をよく使う料理として知られています。

海外では蜂蜜やジャムの甘味などがコクを強めるために使われています。甘味もコクの主役です。

人工甘味料が出現するまでは砂糖は世界の戦略物資でした。砂糖を制することは国家の戦略として最重要だったのです。世界中の誰もが砂糖を食べたがるからです。砂糖を豊富に含むケーキやアイスクリーム、チョコレートなどは世界中の大人も子供も大好きです。もちろん、マウスやラットなどの実験動物も大好物です。

第二次大戦直後、まだ十分な食料が無くひもじい思いをしていた日本では甘い菓子は飛ぶように売れました。エネルギーの味です。

「甘ければ何でも売れた」

当時の食品開発者はそう述懐しています。エネルギーが足りない時代や地域には砂糖は何よりもおいしい味なのです。飽食の日本では、甘い味は昔ほど珍重されません。キャラメルや飴のような、甘さが魅力のお菓子は昔に比べると苦戦しています。飢餓に苦しむ地域にもってゆけば大人にも子供にも熱狂的に喜ばれるはずです。甘味に対する欲求は、エネルギーの充足に関係しているのです。

糖分は活動のエネルギーの他に脳のエネルギーとしても重要です。脳はわがままで、グルコースしか食べてくれません。そのために、血液の糖分つまり血糖が常に脳にグルコースを供給しています。血糖値が極端に低下するとたちまち脳がひもじくなって昏睡を起こします。

江崎グリコのキャラメルの「一粒三〇〇メートル」というコピーも運動生理学的根拠があります。計算してみましたが、グリコ一粒が大人が三〇〇メートル疾走するときに消費するグリコーゲン量に相当するというのは本当のようです。

栄養素が十分でなかった時代には料理もうんと甘くすることが豪華でおいしい味付けでした。いまでもそのなごりを止める菓子や料理があります。

砂糖や味醂のコクは、エネルギーのコクであると言えるでしょう。

キムチの真贋

豊富な栄養素を含むものにはコクがある。その性質を利用した食品は大昔から多数ありました。

まず、味噌が代表格です。大豆や小麦のタンパク質・糖質・油、様々な栄養素、しかも発酵によるアミノ酸や核酸のうま味と微生物の酵素で低分子化されて強くなった糖質の甘味。保存のための塩分を含め、ご飯と合わせることによって完全栄養食品となるものを人工的に作ったのです。コクがあります。長い旅をした昔の人は味噌を使った携帯食を持ったこともうなずけます。現代でも山歩きする人の必需品のようです。コンパクトで栄養素に優れている。豊富な栄養素がコクとなり、すぐれた調味料となるのです。

韓国のキムチは長く厳しい冬の保存食です。日本で一般に作られるものと異なり、魚やエビや塩辛、肉類などさまざまな秘伝の食材を混ぜ発酵させます。大変コクの強いものに仕上がります。各家庭で味が違うというのは添加するコク成分の違いでしょう。

「日本のキムチは、キムチとは呼べない別物なのではないか」

韓国との間でキムチという名前を使用するにあたりこんなテーマの激しい論争がありました。最近は国際的な貿易が盛んになってきたので、食品の規格は国を越えて統一しようとする動きが活発です。日本のキムチは浅漬けの感覚に近いものが多いようです。コクというよりもトウガラシやニンニクの風味を楽しみます。韓国のキムチが深いコクを目指すものだとしたら韓国側に不満が出て当然でしょう。食品はローカルな性格が強いだけに完全に規格を統一するのは難しいかもしれません。

混ぜ合わせの妙

キムチの続きと言うわけではありませんが、同じく韓国のビビンバップ(ビビンバ)は混ぜ合わせの妙と言えるでしょう。大豆もやしや大根にほうれん草、ゼンマイなどのナムルにごま油、イカ、エビ、ホタテなどの海鮮類、肉味噌などの肉類、卵の黄身にコチジャン、最近では中国の甘味噌テンメンジャンまで入れて、石焼き鍋の焦げ臭をつけて完成です。じゅうじゅういう石鍋にきれいに具が並んでくるのですが、店の主人はこれを「混ぜろ!」と強要します。

和食の感覚ならドンブリ一杯に並んだ具は美しく目を楽しませます。しかも一品一品順々にご飯といっしょに食べようとするでしょう。多くの具を目で楽しんで頭の中で混ぜ合わせるのが日本の食べ方です。しかし、ビビンバップは混ぜ合わせでコクを求める料理です。食べる前にすべてが完全に混ぜ合わせられることによって料理のコンセプトである分厚いコクが生まれるのです。郷に従うしかありません。

実は和食にも混ぜ合わせを念頭においた料理はあります。雑炊・おじやなどです。鍋物の後についでにやるのが旨いので、たいそうな料理ではないにしても、あらゆる具材のうま味を全部ご飯に吸わせて頂いちゃおうというのですから、貪欲な話です。当然、元の鍋料理よりも数段コクがあります。鍋よりも後の雑炊のほうが好きな人も少なくありません。

もっと簡単なものでは、ミックスジュースなども混ぜ合わせのコクを狙ったものではないでしょうか。野菜ジュースの青臭さや尖った味をまろやかにするためにバナナや様々なフルーツが混ぜ合わせられます。個別の認識ができない分厚い味わいはコクと言えると思います。

「合わせ技一本」系のコク

混ぜ合わせのコクは、非常に複雑です。数学でいえば微分積分レベルです。もうちょっと構造が簡単な、足し算みたいなコクのルールはないでしょうか。

「技あり二つで一本」

これは柔道のルールですが、そんな表現をしたくなるコクがあります。ピーナツバターとジャムのペアです。日本人の場合は、どちらか一方を塗れば充分というのが主流ですが、多くのアメリカ人はこのペアが大好きです。私の研究室に来られたアメリカ人の先生はある日、ランチのときに食パンにピーナツバターとブルーベリージャムをタップリ塗って食べておられました。

「至福の時ですね」と話し掛けると、「むふふ……」とあまりの満足にうっとりとされていました。ピーナツバターとベリーのジャムあるいはママレードは、油脂と砂糖の合わせ技一本のコクだといえます。ちなみに欧米のホテルの朝食には、小さく包装されたバターと甘いジャムの小瓶がつきものです。パンにまずバターを塗りつけてその上に甘いジャムを重ね塗る合わせ技です。

「ジャムとバター？　気持ち悪い」

そんなふうに言う方も実は同じように「合わせ技一本系」を堪能しているのです。マヨネーズと醬油がそれです。深夜のスナックでは、あぶったスルメに醬油をあえたマヨネーズが似合います。思いがけないおいしさです。この取り合わせも、昔はけっこう気持ち悪がられたのに、今では堂々と市民権を得ています。これもタネを明かせば油脂とダシのうま味の合わせ技一本のコクです。

「コクの主役である砂糖とうま味、そんな組み合わせはないの？」

もちろんあります。それも身近にありました。すき焼きです。地方によって流儀が違うので細かいところは違いますが、大まかに言うと肉に大量の砂糖をまぶし大量の醤油をぶっかけるという料理です。砂糖と醤油のうま味、見事な合わせ技一本のコクではないでしょうか。ちなみに、このバリエーションとして牛丼などもあります。

魚の筒切りを砂糖と醤油で煮る料理、マグロの佃煮のようなものもこの部類にはいるかもしれません。味付けが砂糖と醤油だけ、ということでいえばお正月の餅もそうでしょう。あんなに単純な味付けのものなのに、毎年それで死ぬ人が出るくらいの力を持っています。

さらに、庶民の味、焼き鳥も甘目のタレがおいしいものです。蒲焼きも同様です。日本人が一番好きなハンバーガーと言えるテリヤキバーガーは甘さとうま味が一体となったタレが特徴です。これにはマヨネーズまでかかっていますから三つの合わせ技と言えます。

一般に日本の煮物はうま味と甘味がほどよく使われていました。油脂をあまり使わない料理であったせいかもしれません。私は駅弁でお目にかかるのですが、東京の下町深川の料理、アサリを甘辛く煮たものをご飯に載せた「深川丼」は現代の上方料理とは違って甘く旨い。これも合わせ技一本です。

漬ける、浸ける

コクをたっぷり含んでいる床《とこ》に漬けるという秘策もあります。漬ける間に発酵してさらにコクが増す場合は「漬ける」ですが、コクのある溶液などにさらりと浸す場合は「浸ける」と言った方がいいかも知れません。

漬け物はぬか床や麹、味噌、たまり醤油などに野菜を漬けたものです。野菜に不足しているコクが床から移ります。かつては長期間発酵させるものが普通でしたが、強い匂いや発酵に伴う風味を避ける人が多く、最近市販されている漬け物は発酵させないでコクを移すだけのものが主流です。浸け物といっても良さそうです。

　魚は味噌漬け、粕漬け、麴漬け、ぬか漬けなど様々な味付けをされます。かつては保存性を高める狙いもありましたが、冷蔵技術と物流の発達した今ではコクを増すことが大きな目的です。北陸のへしこ、関東のくさやなど、伝統的な物にはかなり強烈な物もありますが、今日でも親しまれているのは得られるコクが代えがたい味わいであるからでしょう。

　ウニや明太子など卵のコクにはたくさんの物が漬けられます。和えると言った方が適切かも知れません。塗りつける料理も無数にあります。明太子イワシなど最近一般化したものですが博多土産の定番の一つとして高い人気があるようです。

　アメリカの家庭でごちそうになったディップは濃厚なクリームチーズやカッテージチーズにエビなどのうま味を練り込んだ物です。アボカドのコクを利用したものもおいしいものです。クラッカーやビスケットに塗ったり、生野菜に付けたりするとアメリカ的なコクが堪能できます。

　松前漬けなどは、昆布の粘りとうま味が濃厚なコクを感じさせます。イカの塩辛、黒造りなど酒の肴として無くてはならないものやエビ・貝柱など魚介類のワイン漬けなどという新しいコクもあります。

こがす、いぶす

スモークするとなぜコクが増すのか、食品業界で不思議とされていることの一つです。私の個人的な体験では、近所のイタリア料理店で食べた琵琶マスの薫製と自家製の牡蠣の薫製が最高でした。自分でも琵琶湖で釣ったブラックバスを薫製にしたことが何度かあります。スズキのごとく繊細な味で、まことに美味です。これを「味が悪い魚」と言う人はきっと食べたことがないに違いありません。

薫製はけむりでいぶすだけの簡単な加工ですが、コクの深さは大したものです。鰹のたたきも藁の炎で表面を焼きながらいぶします。やや平板な鰹の味を引き締めてくれます。フライパンでチップをいぶして、さっと料理に煙の風味を付けるシェフの技術もあります。

なぜ、煙にコクがあるのかは不明です。人間が火を使い始めてからの長いつきあいだからおいしいという意見もありますが、よくわかりません。

「煙のコク」の構成要素は単純な成分ではありません。スモークによって付与される匂い成分にはスモークらしさに重要といわれるフェノール類だけで一〇〇種類以上あると言われています。その他にも様々な有機化合物があります。匂い成分を分離検出するのによく使われる機械、ガスクロマトグラフィーで分析すると、どんな薫製の香りでも記録用紙一面にぎっしりと大小無数のピークが検出されます。つまり、解析不能なほど多種類ということです。でも口に入れればそれらのコクは明らかです。魚介類はもちろん、チーズや卵、肉類など何でもスモークされます。高級感も出ます。

日本では、魚や肉類、時には野菜の保存性を高める方法として広く使われてきました。手間をかけて風味を増す手段として現代にも生きています。

秋田県の「いぶりがっこ」は大根の薫製の漬け物です。囲炉裏端に大根をつるして乾燥させると薫製風になります。これを米ぬかで漬けたものが「いぶりがっこ」で、もとは家庭料理だったそうです。今では駅の土産物として好評です。

あまのじゃくな「さっぱり系」

一口にコクといっても、実に多様な要素があることはおわかりいただけたでしょうか。

さて、基本的に私たちはコクを好むのですが、熱い夏に食べるものではあまりコクが強すぎるのも重苦しく感じます。また、トンカツや焼き肉など脂っこいものなどはあっさりと食べたく思うこともあります。

「こってりした肉にさっぱりした調味料が欲しい」

こんなあまのじゃくな要求にはコクを消すような調理があります。

酢をかけるというのはコクを軽くする代表的な方法です。酢の尖った味がアクセントとなって、重いコクに穴が空く感じがします。冷やし中華は酸っぱい味がさわやかです。大根おろしは辛みによるコクの抑制だと思います。トンカツなどに大根おろしのソースが好評ですが、コクがくどくなるような場合にありがたいものです。

日本の酢はコクを消しますが、中国の黒酢やヨーロッパのバルサミコ酢などはコクを増す意味もあるように思います。酸味がまろやかで共存する成分の風味やうま味が強く感じられます。発想がかなり違うように思います。

オイルサーディンをオリーブオイルで軽く焼く。その仕上げにバルサミコ酢をさっとかける。それだけでちょっとコクが増します。安い缶詰とは思えない味になります。黒酢を使った酢豚も、普通の酢豚よりも深いコクを感じます。いずれも日本の酢とは働きが違うようです。

レモン汁をかけると、強烈な還元力と果汁の風味が生臭さを消してくれます。尖った酸っぱい風味がコクを和らげます。でも、料理の脇にいつでも付いてくるのは疑問に思っています。新鮮な魚介類の揚げ物でも決まってレモンが添えてありますが、コクが弱くなってしまうので、レモンなしのほうがおいしいのではないかと私は思うことがあります。皿にあるものは何でも使わないと口惜しいという人も多いようで、異議はさみませんが。

コクというのにはあたりませんが、シャンプーの香りは料理ならばコクにあたる体臭を爽やかに消してしまう点で少し似ていると思います。柑橘類や石けんなどのシンプルで特徴的な匂いが、複雑で多種類の体臭の存在を感じさせなくする効果があるようです。味覚とはメカニズムが異なりますが、面白い現象です。

第4話　我が家の食は宮廷料理

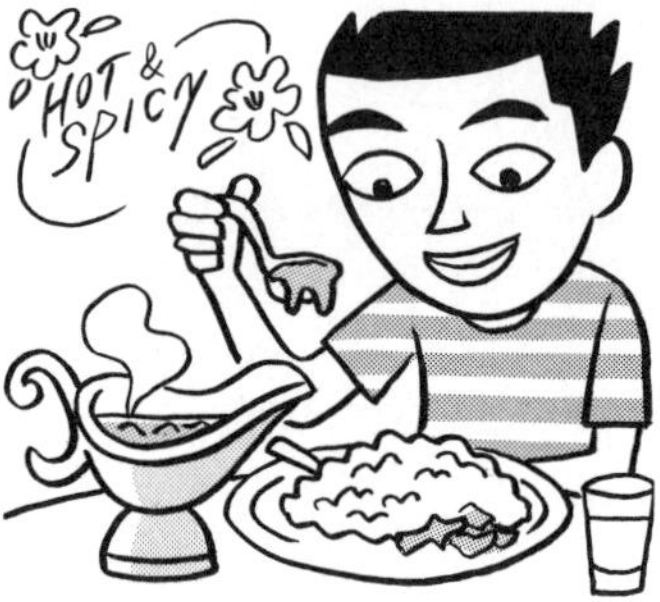

家庭料理は絶品揃い

私たちが日常食している料理は長い調理の歴史の果てに完成された絶品揃いであると言えます。昔ならさしずめ宮廷料理のオンパレードです。貴族や宮廷の料理人たちの努力がレストランや家庭にどんどん降りてきたのですから私たちはずいぶん贅沢をしているものです。

完成された料理にはそれぞれにおいしさがあり、充分なコクを持っています。また、庶民の中からもおいしい料理は生まれ、長い歴史の中で定番として生き残っています。それらの中にコクは興味深い形で存在します。いずれも「油」「うま味」「甘味」またはそれらの要素を複数組み合わせたもので独自の風味が付与されています。第3話で触れた「合わせ技」の法則を使ったなかでも、優秀な作品が現代に生き残っている、そう考えるといいでしょう。ではお馴染みの料理が、いかにゴージャスなものなのか、コクという観点から思いつくままに解剖してみましょう。

カレーのすごさ

コクのある食品と言えば、日本の代表格のひとつはカレーライスでしょう。最近では中国でもカレーショップがオープンしました。日本のカレーはイギリス統治下にあったインドからイギリス本国に渡り、日本へ到着したと言われています。植民地インドの風味を偲ぶ英国人のノスタルジーが混ざっています。

「日本のカレーはカレーではない」

本場のインド人はそう言います。でもインド人以外は皆カレーが好きだといわれるほど日本のカレーは浸透しています。コクのある味わいのおかげでしょう。

カレーはコクの要素をたくさん持っている料理です。まず、濃厚な油のおいしさがあります。野菜や肉をよく煮込んだうま味も強烈です。それに香辛料が複雑で濃厚感を出しています。ターメリックやクミン、トウガラシをはじめ三〇種類以上の香辛料が渾然となっており、尖った風味ではないことも重要です。適度のとろみも濃厚感を引き立てています。

本場のカレーの中にはとろみをつけないものもありますが、これを日本のご飯にかけると乾いた砂に水をまいたように吸い込まれてしまいます。とろりとした濃厚感が消えて、口触りが非常にあっさりします。やはり、コクのあるカレーのためには適度な粘度が欲しいところです。日本のカレーはまるでコクの要素の見本みたいです。

「カレーにうま味があるの?」

不思議に思われるかも知れませんが、日本をはじめ東南アジアのカレーはダシの味が強く利いてそれに香辛料が足されている形になっています。東南アジアでは魚醬《ぎょしょう》のナンプラーやニョクマムなども使われます。代表的な香辛料料理ですが基本はダシのよく利いた料理でもあるのです。日本のご飯に絶妙に合うのはそのせいなのでしょう。

インドのカレーは基本的には油に比較的少数の香辛料を添加したもので、使用する香辛料の違いで無限に種類があり、香辛料を楽しむ料理と位置づけられます。香辛料を楽しむという意味では日本のカレーよりも格段に進化しています。インドの人が日本のカレーを余り評価しないのはそのような根本的な違いがあるからだと思われます。

インド人の評判はともかく、日本のカレーはコクの宝庫です。香辛料は調合された後、さらに貯蔵中に熟成されて尖った風味がまろやかになります。香辛料成分には反応性の高いものも多いので、熟成中に様々な化学反応が複雑に生じているようです。とても化学的に解析できる数ではありません。

香辛料の調合はメーカーや製品毎にかなり異なっていますが、どれを食べてもカレーという以外に名前のつけようがありません。カレーの風味をかたち作るキイとなる香辛料が数種類あって、後はいろいろなものを独自に調合して個性を出しています。食べ比べるとかなり違うのですが、どれもひとくくりにカレーとしか言いようがないのが面白い。犬でないもの以外は全部犬だと言った人がいますが、カレーでないもの以外は全部カレーだとしか言いようがない食品です。

数年前に、ハウス食品が電通の協力で全国を廻るカレーフォーラムを開催しました。大手新聞社四社が持ち回りで四回開催し、独自の広告を掲載するなど広告の方法としても話題になりました。そのなかで私は大阪大会でカレーのおいしさのメカニズムの発表を担当しました。満員の聴衆はカレー好き揃いらしく、盛り上がりも良好でした。

私は、「日本のカレーは和食である」と結論しました。洋食の顔をしながらもダシの強い風味をベースにしてご飯に合わせることを念頭に置いています。肉の脂のうま味がコクを深め、茶褐色の色がさらにコク感を高めます。その香辛料が決して自己を主張せず、しかも忘れられないインパクトを残します。脱帽です。

腐臭の魔力

「イタリアの料理はコクがあっておいしい」

反対する人はいないでしょう。細長い国なので南北で文化もずいぶん違いますが、南にゆくほど日本人のイメージするイタリアらしい個性が強くなるようです。中部のフィレンツェあたり、トスカーナ地方の繊細なバランスの良さが料理としては私は好きです。さらに北のほうでは肉が重要なテーマとなり、前菜の生ハムやメインの各種の肉類はやはり絶品です。いずれの地方でも、イタリア料理には深いコクがあります。あまりにおいしいので抑制が利きません。

「イタリアでダイエットは不可能」――そんな法則をとなえたいくらいです。料理にコクがありすぎます。

私などは前菜で舞い上がってしまって、パスタあたりで食欲を調整するどころか、つい食べ過ぎてしまいます。

「しまった、前菜をセーブするべきであった」

満腹感の影が忍びよります。後は満腹との戦いです。

このコクの背景の要素としてはチーズがあります。種類も多く風味のインパクトも様々です。熟成されたうま味の宝庫です。チーズのような発酵食品は、本来は腐敗と紙一重の風味です。間違えば腐っていると言われかねません。ヨーロッパには腐っていると言いたくなるような鼻が曲がるものもあります。しかし、料理に使われたら、これほど濃厚なコクを醸し出すものもありません。

また代表的な素材の一つであるイタリアのトマトは、日本のトマトよりも細身ながらグルタミン酸などのうま味がひときわ強い品種です。イタリア料理のうま味の下支えをしています。忘れてならないのはオリーブ油。惜しげもなくどくどくかけます。ワインの甘味と酸味も重要です。南の方に行くと魚介類のうま味がさらに加わります。油とうま味とガーリックなどの豊富な香辛料によるコクの溢れる料理と言えます。

食後には甘味とクリームいっぱいのデザートが待っています。街を歩きながら食べるアイスクリームも乳脂肪たっぷりのコクがあります。まったく濃い国です。

かつてローマの広場のレストランで異常においしいパスタに出会いました。日本で食べるものに比べてどれもひと味深いのです。コクとしか言いようがない深みです。

「何の味だろ」

何人かで食べたので食いしん坊同士何種類かのパスタを互いに口にしたのですが、食材も麺の種類も違うのにどの皿も一様においしいのです。

「アンチョビソースではないか?」

誰かが言いました。そう、アンチョビは古代ローマのソース魚醤ガルムの名残りであろう、深いうま味を醸成してくれます。料理にとけ込んでいるため、直《じか》には感じないが魚の発酵臭は相当なものであるのです。先ほどのチーズにも同様の強烈なものがありました。そのままでは臭くて強烈でどうにもならない。腐った風味にイタリアのコクの一部がありそうなのは面白いところです。アミノ酸などうま味も豊富ではあるがあの深いコクの本体は腐臭です。発酵による臭さには異常なうまさが潜んでいるのです。

ほんの一〇年ほどまえならば、アンチョビはイタリア料理店にでも行かなければお目にかかれない食材でした。それがあっという間に広まり、今ではそのへんのスーパーで売っている冷凍ピザにも載っかっています。必ずしも万人向けとは思えないアンチョビがここまで急速に普及したのも、発酵臭の魔力ゆえという気がします。

貝の解明

ベルギー名物の一つに山盛りのムール貝があります。旬の季節になるとレストランの通りに面した席で貝殻入れのバケツを抱えた客が黒い貝の山に挑む姿が見られます。ムール貝の強烈な旨さはどんなソースで食べても満足感を与えてくれます。複雑な香辛料を利かせても素敵だし、ニンニクと香味野菜でも旨い。もっとシンプルに茹でただけでも旨い。貝類に特有のアミノ酸の組成に加えてコハク酸などの有機酸がうま味のベースです。酒、ニンニクや香辛料がコクに深みを増し、店を変えて毎日でも通いたいおいしさです。

アサリバターやアサリの酒蒸しは日本の居酒屋の定番です。アサリバターはアサリのうま味にバターの油と風味が加わり、さらにニンニクの匂いとマッチしてコクの要素を備えています。どちらの料理も蒸し汁が絶品です。汁を残すのがもったいないほどです。居酒屋の名作であるといえます。

貝のコクとは何でしょうか。その秘密は実はかなり解明されています。貝のおいしさを純粋なアミノ酸と有機酸とミネラルで再現する東京学芸大学の福家眞也教授らの有名な研究があります。

アミノ酸としてはグルタミン酸、グリシン、アラニン、アルギニン、タウリン、それに核酸としてアデニル酸、有機酸としてコハク酸、あと、ナトリウム、カリウム、塩素イオンなどを所定量混ぜ合わせるとコクのあるアサリの味が完成します。ホタテ貝特有の甘味はグリシンが利いています。含まれているアミノ酸や核酸、有機酸は単独ではどれも甘かったり苦かったりして変な味ですが、特定の割合で混ぜられると貝のコクのあるおいしい味になるのが不思議です。

また、いくつかの成分を取り去ると貝とは全く異なったおいしくない味になってしまうことも確かめられています。そのほかにズワイガニのおいしさや、アワビ、バフンウニ、イクラなどさまざまなおいしさが研究室で再現されています。水産物だけでなくて肉類のおいしさなども研究が進められています。

このような研究はコクが単なる雑多な味の集合体ではないことを示しています。これら魚介類のおいしさは、単にアミノ酸が無秩序に混ざっている複合体ではなくて、ちょうどおいしく感じる割合に混ざっている複合のコクという言い方もできるでしょう。コクがたくさんの種類の味の複合体であることには間違いはありませんが、めちゃくちゃに混ざればいいというものでもないことを明確に示しています。貝のおいしさのように、特定の食品素材に近い割合で混ざったものが基本の単位で、これがさらにいくつか組み合わされるという秩序が必要なのかも知れません。

ラーメン店の秘伝のスープなどは、一見さまざまな食品素材が無造作に煮られてダシが作られているようにも見えますが、特定のダシ素材のうまい組み合わせが秘伝の旨さに繋がる鍵なのではないかと想像できます。

ニンニクと硫黄

ガーリックを油で軽く熱し、その油を焼いたパンにさっと塗るだけでもう食欲が増します。イタリア料理などニンニクの香り無しでは考えられないほどです。コクを深める要素として重要です。

加熱したニンニクの風味は、あんなに人を惹きつける力を持っているのにもかかわらず、どうしてあれほど旨いのか実はまだ明らかではありません。親戚関係にあるネギ・タマネギ・ニラ・ニンニクなどに特有の揮発性の香り（ツンとした感じのあれです）はいずれも硫黄分子を含む含硫化合物です。香りが強い干ししいたけも、香りの主成分であるレンチオニンがやはり硫黄化合物です。どの匂いも、その先にあるおいしさを知っている私たちにとっては堪らないものですが、かなりギリギリの匂いという気もします。電車に乗っているときに、隣の人からニンニク臭がしてもあまり嬉しくありません。どうしてこういうギリギリの匂いを魅力に感じてしまうのでしょうか。

最近では肝臓や酵母などに多く含まれるグルタチオンと呼ばれる成分がコクを増強するとして食品開発の現場で注目されていますが、これも硫黄を含む化合物であるシステインを含んでいます。これら硫黄を含む成分がコクを増強する感覚を生じさせることは興味深いのですが、その理由もまだよくわかっていません。

硫黄は人体を構成する必須の元素であり必要量も少なくないので食物から確実に摂取しなければなりません。しかし、一般的に硫化水素など硫黄化合物には有害なものが多く、動植物に含まれる特定の形のものしか身体は受け付けません。重要で貴重な硫黄を含む安全な含硫化合物の香りに人間は敏感にならざるをえない、だからこそ好ましい香りとしてコクを増すのに一役買っているのかも知れません。

孤高の蕎麦

そばのダシにはもちろんコクがあります。しかし、そば自体は、ぎらぎらしたコクを避ける孤高の食です。そのなかでコクと言えば鴨そばなどは筆頭ではないでしょうか。寒い冬に温まるそばの一品だったのでしょう。冷やした手打ち麵を鴨と焼きネギの熱いつゆに浸けるのが私は好きです。鴨の脂と甘味を利かせたダシの味わいがコクを演出しています。ここでも、鴨の脂と甘味とダシのうま味のトリオが活躍しています。ネギの香ばしさがコクをさらに高めており、虚無的とも言えるそばの風味と強いコクのつけ汁とのコントラストが印象に残るコクです。

天ぷらそばは段々、つゆに天ぷらの衣が溶けていき、味がかわっていきます。少しずつ油っぽくなります。品がないようだけど、実はそのつゆが旨い、そんなふうに密かに思っていらっしゃる方もいるのではないでしょうか。

そばは本来やせた土地で栽培されてきました。土から栄養素を吸収する能力が高い作物なので、他の農作物が育たないやせた土地でも栽培が可能だったからです。そのようなこともあって、そばの産地は山間部や山奥のようなかつては土地のやせた豊かではない地域が多かったようです。そばの文化がどこか質素を旨としているように感じるのはそんな経緯のせいでしょう。それ故に穏やかなコクの味わいが非常に生きる、大切にしたい食材であると思います。

最後の牛丼

牛丼もコクのある食べ物です。吉野家での「牛丼最後の日」は感動的でした。アメリカ産の牛肉が輸入停止となり冷蔵牛肉のストックが底をついてメニューストップという日、最後の一杯にありついた客の遠慮がちで神妙な食べ姿は印象に残っています。周辺の客やマスコミ関係者は最後の牛丼に拍手を送りました。あれほど惜しまれて去った一品は記憶にありません。

安さが命と思われていた牛丼が実は旨かったからこそ繁盛していたことを証明した一日でした。代替え品の豚ではどうも違う。牛丼を期待しているから豚丼では期待はずれになるのでしょう。豚は豚なりにおいしいのでしょうが、先に牛を好きになってしまっていて今さら戻れないという方が正しいのかも知れません。

中国上海にも吉野家の出店があり、こちらはまだ牛丼がメニューの中心です。アメリカ牛を使っていないから牛丼から撤退することはありませんでした。一杯一二元（一六〇円くらい）だから昼食を五元程度で済ます現地の人にとっては高級品だけれど、日本人にとっては高くはありません。日本の観光客で繁盛しているようです。わざわざ上海に行って牛丼とはとも思いますが、やはりあの味が忘れられないようです。牛丼に中毒しているとしかいいようがありません。それほど根強い支持があったのです。

この牛丼のコクの原理はすでに述べたすき焼きのそれとほぼ同じです。醤油のうま味と砂糖の甘味、牛肉の脂の典型的なコク構造です。私の家にこれまでに二組のアメリカ人が滞在したことがあります。どちらもすき焼きを絶賛しました。日本の料理の中ではとびきりおいしいといいます。

「いい加減に作ってもおいしいから、簡単。母国でも作ろう」と彼らは言いました。

適当にやればいつでも旨い。ただ、海外ではこんなに薄く切った脂の乗った牛肉を手に入れるのはかなり難しいので、同じものができたかどうかはわかりません。

油と甘味と醤油ダシのうま味は万国共通のわかりやすいおいしさです。そしてこれが、強いコクの基本要素でもあります。

牛丼に話を戻すと、その後しばらくしてから訪れた上海の吉野家にはまだ牛丼がありました。中国らしいカラフルなメニューでしたが、紅ショウガも健在でした。聞けば日本からの観光客が争って注文するのだそうです。吉野家の牛丼は、常連であった日本人に執着に似た感情をもたらしたようです。

牧場のミルクはなぜうまい

「ミルクは脂肪の直径が大きいほどコクが感じられる」

これは乳業メーカーの技術者の間では常識のようです。ミルクの脂肪は、顕微鏡で見るとパチンコ玉のようにまん丸い美しい形をしています。脂肪の球の周りを膜が包んで、イクラを超小型にしたような構造になっています。この膜は母親の乳腺から脂肪の球が放出される際に細胞膜を巻き付けて出てきたものです。母親の乳腺の細胞膜を味わっていることになります。

牧場で飲むミルクはおいしいといわれています。牧場の空気がいいということもあるのでしょうが、科学的な裏付けがあるのです。それが脂肪球の大きさです。餌の違いもありますが、脂肪球が大きいことがコクが深い理由の一つと考えられています。

搾り立ての牛乳は放っておくと大粒の脂肪球が固まって上に浮かんでしまいます。分離しているように感じられるため、市販すると消費者からクレームが届くそうです。そこで、クリームを分離して大きな脂肪球が残らないように球の直径を破砕して固まらないように小さく均一にしたものがホモゲナイズです。圧力をかけて狭い隙間を通すことで脂肪球を機械的に小さな均一の粒にします。

このプロセスでコクがかなり失われるようです。ねっとりまとわりつく舌触りの感覚がなくなりさらさらした感じになります。食感の影響が大きいようです。また第2話で触れた「不均一のコク」の法則とも関係がありそうです。均一にしたためにコクが弱まったのかもしれません。もっともこれらは推論であり、ホモゲナイズでコクが弱くなる理由はまだはっきりとはわかっていません。

「飛行機のスープはなぜうまい

久々にラーメン店に入って驚いたことがありました。

「おまちどお」

元気のいい大将がカウンターに置いたのは、あの豚骨ベースの透明度ゼロで表面にネギ油の薄い層ができているような、こってりしたニンニク臭ムンムンのラーメンではないのです。初めての店だったのに確かめもせず入ったのですが、予想を裏切ってまるでソーメンのようなあっさりしたつゆにやや細めの縮れた麺が硬めに茹でてありました。汁にはぎらぎらの油の層がないのです。

「あっさりしてるけどおいしいでしょ」

鰹かトビウオかというダシはケッコウ深い味で、何でもかんでも手当たり次第にほうりこんだようなごった返したコクでもありません。淡いながら複雑なうま味が麺に絡み、満足してしまいました。

「あれは、最近割と評判のお店です。あっさり系。新しい流れですかね」

そう後で聞いて納得させられました。

私の周辺に限れば今時のラーメンと言えば背脂と焼き豚の油に豚骨の濃いスープと思

っていましたが、しばらくご無沙汰しているうちにラーメン界はもっと洗練された味に向かっていたようです。一部はと言う方が正しいでしょうが。

濃厚な油脂とは全く異質なあっさりしたダシでも同じような満足感があるのはどうしたことかと思いましたが、油のインパクトとダシのうま味はどちらもコクの主役です。どちらに向かってもコクを求める意味では同じだから不思議ではないようです。前者に飽きたら後者に向かうという振れも充分考えられます。

もともと日本人はダシが大好きなのです。

国内線飛行機では紙コップのスープが配られます。もちろんオレンジジュースやウーロン茶の選択もありますが、あのスープは旨いし空腹を満たしてくれます。

「地上ではどこに行けば売ってるんでしょうか」

降りてからもそんな問い合わせをする乗客が結構いるそうです。シンプルなコンソメスープですが、うま味が利いていて空の上で飲むとやみつきになる味わいです。あまりに好評なので、その後地上でも売り出されたようです。

日本には鰹だしの文化があります。駅ではそばやうどんの鰹だしの香りが空腹の乗客を強力に誘います。新幹線名古屋駅のきしめんなどは殺人的と言えるほどいい匂いです。最初の一口の感激まで想像できます。京都や大阪梅田の駅うどんも悪くない。うどんはやはり関西がいいようです。

うどんやそばのダシから香りを取り去ったら、それは非常に満足度の低いものになるでしょう。ダシのコクもほとんど感じられないに違いありません。香りがおいしさに深く関わっていることは動物実験で実際に確かめられています。第5話で詳しく述べますが、条件付け位置嗜好テストとよばれる報酬への執着を評価する実験装置で、マウスはデキストリンを添加した鰹だしに明らかな執着・やみつきの行動を示します。コクのあるおいしさが忘れられなくなるのです。しかし、鰹だしと全く同じ組成になるように調合した人工的なアミノ酸・核酸・塩類混合物をデキストリンに添加したものではうま味は充分あるにもかかわらず執着が起こらないのです。両者の主な違いは鰹だしの香りです。鰹の風味が感じられないと執着するほどの感激がないのです。

ちなみに、鰹だしをコンソメスープに代えてもマウスは同様に執着の行動を示しますが、不思議なことに昆布だしに代えると顕著な執着が見られませんでした。昆布は香りも鰹ほどは強くなく、ダシの下支えをする役目のようです。

まだ詳しい研究が必要ですが、鰹やその他の魚、あるいは肉類などを彷彿とさせる動物性の風味が執着には必要なのではないかと想像しています。明治以前の日本人は肉や油脂をあまり摂取しなかったのですが、野菜を鰹だしで煮ることによって動物性の風味を楽しんできたのではないかと私は想像しています。

洗練に命をかける日本の料理人

和風懐石では、ダシの風味が命です。椀ものがいわゆるメインディッシュにあたります。ただし、欧米料理のメインディッシュが肉のような満腹感を得るためのものが中心であるのに対し、和食の椀ものは味覚や風味のインパクトを与えて幸福感を最高潮に高めるもののように思います。板前さんはこれに命をかけていると言っても言い過ぎではないでしょう。無遠慮にビールをがばがば飲んで舌や腹が麻痺したようなお客は嫌われます。

「せっかくの椀の味がもったいない」

通は少し清酒などを味わって神経をほどよく研ぎ澄まします。

「それが椀ものを味わう最高のタイミング」

ある料亭のご主人の弁です。

いい料理人はくどくなくさわやかな中に非常に深い味わいを仕立て上げます。余計なものはない。限界まで要素を削り取って研ぎ澄まされています。ここに、コクの極致を感じます。要素が多くあって複雑で互いに絡み合っているのがコクと述べてきましたが、実はこれは初歩のコクで、日本の味覚の総本山和風料理はもっと先を追求していました。不要な要素をそぎ取っているのです。雑音が取り去られた静寂な吸い物と言えるかも知れません。これが日本文化の重要な精神に関わっていることについては第8話で詳しくお話ししたいと思います。

ある有名なお店では、ダシはマグロ節と荒節を合わせているそうです。マグロ節は京都の高級懐石料理の隠れた定番であり、非常に上品なダシが引けます。若い人には物足りないでしょう。少しおとなしすぎるので、力強い荒節を合わせるといいます。荒節はカビ付けがされていない鰹節のことです。

「最近の若い人は上品な鰹だしでは物足りない」

食品開発の現場の人がそう漏らします。最近は和食ブーム、和風ダシのブームでダシのうま味は喜ばれるのですが、昔のようなおとなしい鰹だしではインパクトが足りないのだそうです。むしろ、煮干しなどのような強い味で納得する人が多いといいます。

日本にはすでに欧米の強烈な油脂のコクが浸透しています。これに慣れた若い人々にとって鰹だしや上品なマグロだしのコクが物足りなく感じられるのは仕方のないことかも知れません。しかし、ダシの味を味わい続けると、物足りないと感じていたような淡いダシがおいしくなるから不思議です。訓練によって見えてくるような奥があるのだと思います。

日本酒のコク、ビールのコク

ビールや清酒の味わいは食物のコクとは縁遠い代物です。それなのにコクという言葉が多用されます。

「秋ですからコクのあるビールのほうが……」

「この酒は静寂の中にコクがある、さすがは能登の杜氏《とうじ》だ」

なるほどと思わせる言い方です。

日本のビールはほとんどが現在のチェコのピルゼン地方で偶然に生まれたピルスナータイプと呼ばれる洗練されたものであり、味の違いはかなり狭い範囲に収束します。外国のビールと比べて、日本のビールは個性がないとよく言われます。実際、どれを飲んでもさほど変わらないという指摘はある程度あたっているようです。そこへ来てさらに個性の無い発泡酒が登場して現在に至っています。

一般にコクがあると言われるのは、原料にモルトのみを使用したオールモルトビールです。発酵後に残る成分も多様で濃い感じとコクを与えるようです。一般のビールは原料にデンプンを足して発酵するためすっきりするがコクは弱くなる傾向にあります。発泡酒はデンプンの添加量がさらに多いのですっきりですがコクは弱いのが普通です。

発酵を充分に進行させるといわゆるドライな味になります。酵母が基質を消費し尽くしたと表現できます。反対にやや早い時期に発酵を終了すると残った麦汁成分の味わいが強くなり、濃い感じがすることが多いようです。酵母が食べ残してくれた原料がコクを感じさせるのでしょう。

　地ビールブーム以来特に人気の高いバイツェンビールは、通常の発酵過程の後で瓶詰め後に小麦と酵母を足してさらに後発酵させます。薄く濁っているのは酵母や小麦成分が残っているからで、濃厚感を高めコクを感じさせます。バイツェンビールは薄濁りを沈めるために底の尖った特別なグラスが使われますが、私は濁ったままのほうがコクがあって好きです。

　一方、日本の清酒は糖分やうま味成分の他にも乳酸などの有機酸、様々な味のアミノ酸や苦味、時には舌触りや淡い「老《ひ》ね香《か》」までもがうまく調和した時にコクが強いと評価されるようです。老ね香というのは酒が古くなったときに生じる匂いです。日本酒の様々な成分を味覚や嗅覚がとらえてコクが生じるようです。ここでも尖った味は広がりを阻害し奥行きを失わせます。

　純米酒のように、もとの成分が豊富なものや古酒のように様々な化学反応によって練れた酒に重厚でコクが強いものが多いといいます。また、コクの要因である濃厚感と、シャープないわゆる辛口とが両立しにくいことも発酵が進んだ辛口ではもとの成分の残存が少ないため濃厚感が出にくいことである程度説明できるのではないかと思います。

コクはあるが舌の上でさらりと消えてしまうという大変好ましい酒もあります。両者は一見矛盾するように感じられますが、舌の上ですっきり消えてしまう感覚とコクとは両立します。消える感覚とは舌を覆っている唾液と一体化して存在を感じなくなることと解釈できます。体液と似たミネラル組成を持ついわゆるアイソトニック飲料が口の中ですっと消えた感じになるのと同じです。純水は消えずにいつまでも喉にまとわりつきます。水っぽいとか水くさいと言われ、消えると表現されることはありません。

日本酒では、ある程度の成分の濃さがないと、浸透圧などが低すぎて唾液と一体化しないと思われます。アルコールを添加してすっきりさせた本醸造酒よりも純米酒のほうが浸透圧の高い濃い酒になります。

充分なコクがあってしかも舌の上で消えてくれるのは、唾液に近い浸透圧を持つ成分の濃さがあって雑味のない酒の特性でしょう。しからば、コクと消えてゆく感覚は両立するのではないかと思われます。後に残されるのは舌の先の甘さと香りだけという風雅な酒になるわけです。

ワインに醤油

コクの請負人と呼ばれた人がいます。そのご本人から昔話として聞いた話ですが、当時様々な食品に開発メーカーからコクを強めて欲しいと相談がありました。今で言う食品開発のアドバイザーです。

「コクは作れます」

そう断言する請負人に秘伝の一部をお聞きしたところ、

「一番簡単なのは粘度を少しあげること、これで相当コクが深まる。たいていのクライアントはこれで納得する」

「あと、ダシ系のうま味を足すと効果はてきめん、もちろん油が使えれば話は簡単」

これもうなずけます。本書でとりあげてきたコクの法則とも合致します。

「一番傑作だったのは、内緒だけど、売れ残った赤ワインにほんの僅か醤油を滴下。これだけで見事なコクのワインに変身して喜ばれた。たちまち完売。大昔の話ですがね」

食品に関わる法律に照らし合わせてどうかという問題はさておき、コクの性格を熟知した名人の談として興味深い話でした。

この請負人氏とは、ある食べ物のシンポジウムでご一緒したのですが、その際にも興味深い発言をされました。

「コクを作るというのはジグソーパズルです。最後のピースがぴたり収まったときにコクが高まり、料理が完成する」

なるほどとうなずきたくなります。さらにコクの概念の深さに触れ、

「コクという言葉や概念を正しく理解して使うのは、複雑な構造を持つ敬語を使いこなすような大変高いレベルの知的作業です」

そのとおり、と思わず膝を打ちたくなります。そして極めつきは、

「コクは商品開発になくてはならないキイワードで、新しい価値基準の一つとして注目されるはずです。コクに繋がる多様な感覚や概念が大きな商品開発の可能性を持っているとも言えるでしょう」

第５話では、コクの概念や構造についてじっくり考えたいと思います。

第5話　コクは三層構造

メカニズムに迫る

コクにはいろいろな種類があることを述べてきました。誰にでもわかりやすい露骨ともいえるコクもあれば、味わうのに修練が必要なコクもあります。食感のような味としての実体のないものまでコクとしてわれわれは捉えているようです。ではここでそろそろ本格的に「コクの構造」を考えてみましょう。

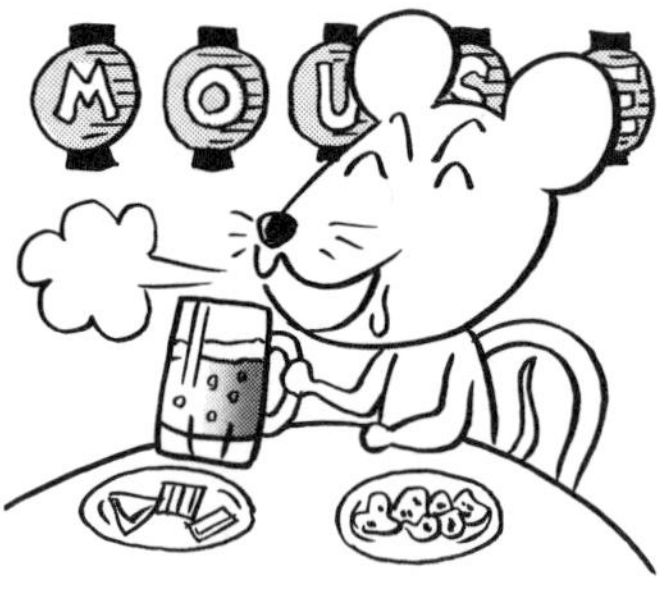

コクは次元の異なる概念の集まりとして三層の階層構造をしていると私は思います。コクは動物や人間が生きるために大切な栄養素を摂取するための手がかりの味であるというのが私の結論なのですが、読者に納得していただけるように、これまでにサーチしてきた様々なコクを整理してコクの構造の全体像を描いてみたいと思います。

中心部は「コアーのコク」

人間や動物は生きるために食事をします。油と糖分とダシのうま味は、生命を維持するにあたって必須の栄養素成分です。これらの単独あるいはいくつかの組み合わせが、非常に強いコクを生むことを本書では繰り返し述べてきました。糖と脂肪とダシのうま味の三要素、この根源的なコクをコアー（中心部）のコクと呼びたいと思います。

食品のおいしさを追求してゆくと必ずこの三つの要素に突き当たります。食べ物にコクを附加しようと思えば、甘味か油かダシを足すというのは料理や食品開発の専門家なら常識です。家庭の主婦もご存じの筈です。高度な満足感につながり、料理のできばえを左右するコクの源であるからです。

私は糖と脂肪とダシのうま味の三要素に特別な意味があると考えてこの三つをコクのコアーに位置づけました。それは誤りではなかったと思います。なぜなら、動物は油と砂糖とうま味、この三つだけに特別に執着することが実験的に明らかになったからです。動物の行動科学実験で明らかになった驚くべき結果を次にお見せしたいと思います。

コアーのコクはやみつきとなる

マウスは、人間や他の動物と同様、脂肪や砂糖、ダシのうま味を非常に好みます。私たちもこれらの組み合わせの料理にやみつきになっています。コアーのコクと呼んだ三つの物質は脳に作用して有無を言わさずおいしく感じさせる作用があるように思います。そこで、やみつきの現象を客観的に評価できる実験を行いました。薬物の常習性や耽溺性などを簡便に評価するために開発された装置を使った実験です。

薬物の耽溺性のテストを持ち込んだのは訳があります。油や砂糖やダシのうま味はまさに執着するほどおいしいからです。これらをうまく使った食品には長い行列ができます。長い時間待たされるつらさを乗り越えられるほど、食品に対する期待が大きいのです。この現象はまさに薬物に対する依存性と違いがないように思えたのです。

実験に使ったのは条件付け位置嗜好テスト（CPPテスト）。長い名前が付いていますが原理は非常に簡単です。動物行動学の実験で試されるものには行列してラーメンを待つ人間の行動を表すのに格好なものがあります。
(1)開閉できるシャッターで仕切られた明暗二つの連結した箱を用意します。実験動物のマウスは箱の中をどちらにも自由に往来できます。赤外線の網を張ってコンピュータでそれぞれの箱での滞在時間を測定します。
(2)初日は、マウスを自由に二〇分間行動させたときの各箱の滞在時間を測定します。これが基準となります。
(3)翌日より、一日三〇分間、明箱にコーン油など油脂を設置しマウスを入れます。マウスは油が好きなのでぺろぺろなめます。
(4)次の日には暗い箱にマウスと給水瓶の水を入れます。
(5)その次の日にはやはり明るい箱に前回同様に油とマウスを入れます。
このように(3)と(4)を三回ずつ繰り返すと、マウスは明るい箱に行くと油があることを

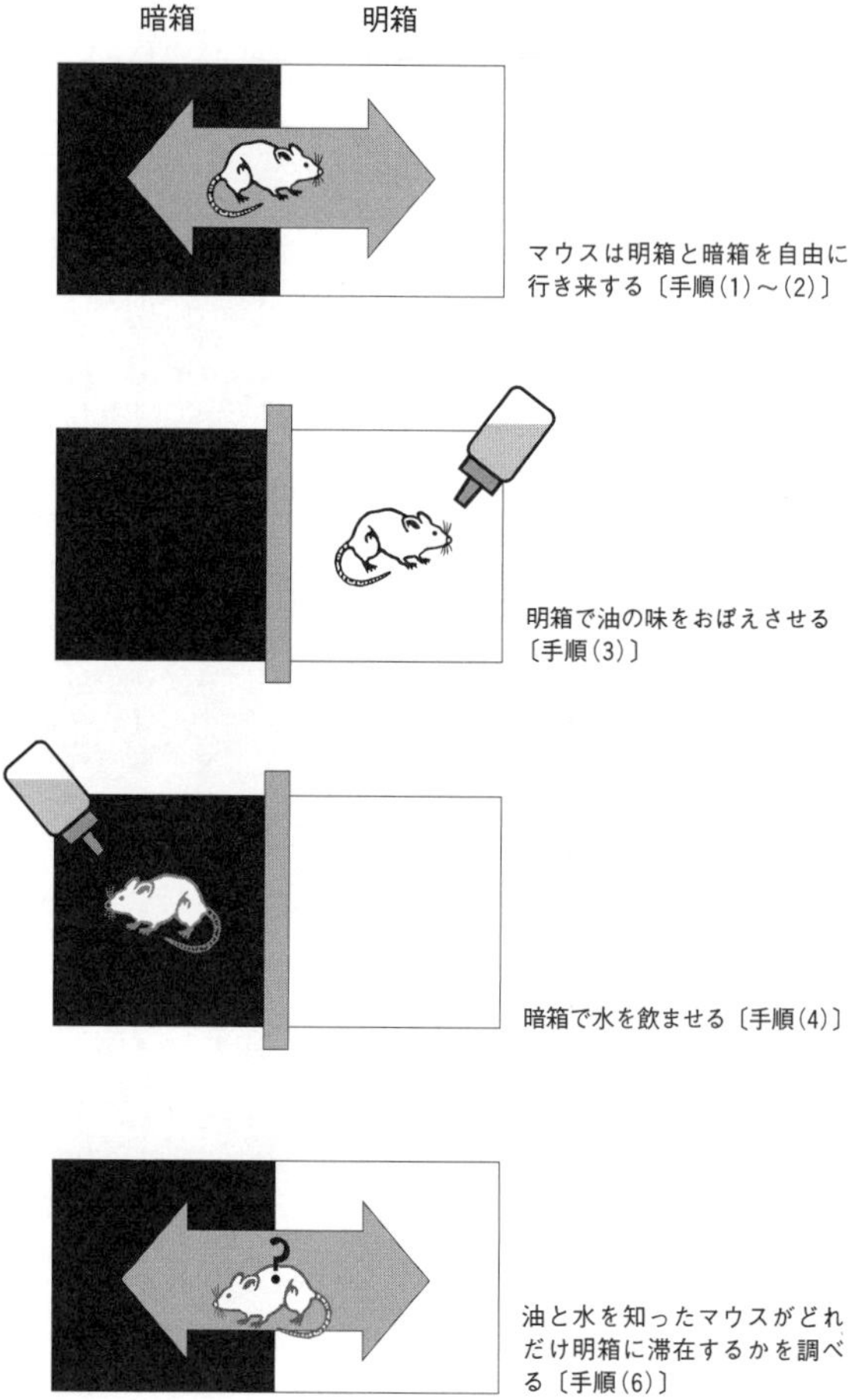
暗箱
明箱
マウスは明箱と暗箱を自由に行き来する〔手順(1)～(2)〕
明箱で油の味をおぼえさせる〔手順(3)〕
暗箱で水を飲ませる〔手順(4)〕
油と水を知ったマウスがどれだけ明箱に滞在するかを調べる〔手順(6)〕

図2　条件付け位置嗜好テスト（CPPテスト）

学習します。暗い箱には水しかないことも学習します。

(6)最終日には初日と同じように、明暗どちらの箱にもテスト物質は何も入れません。マウスだけを入れます。

もしもマウスが明るい箱にあった油にやみつきになっていれば、明るい箱の油があった周辺をうろうろします。滞在時間がコンピュータに記録されます。基準の値と比較して滞在時間が明らかに長くなっていれば執着があると判定します。

忘れられない感覚や期待が滞在時間を延ばす原因になります。

タバコの切れたおじさんが深夜の自動販売機の周りをうろうろするのと同じ原理です。身につまされる方はおられませんか。

マウスは油脂に「やみつき」

一〇〇％コーン油を明るい方の箱に置いてマウスを入れました。三日間明箱で油を味わったマウスは、最終日の明箱での滞在時間が明らかに増加しました。実験の結果を簡単に報告すると次のようになります。

明るい箱でコーン油を飲んだマウスは、そのおいしさにたちまちとりこになってしまいました。三回目には、もう忘れられません。最終日には明るい箱、暗い箱のどちらにも油が見あたりません。

「いったいどうしたことか」

マウスは驚いて明るい箱や暗い箱を探し回ります。いつも明るい箱においしい油があったから、このあたりに違いないと明るい箱の中をうろうろし続けるのです。コンピュータは赤外線ビームでマウスのいる位置を測定し続けます。油を期待してうろうろする。これが、やみつきです。

実験に使ったマウスはたった三回油を経験するだけで忘れられなくなったのです。この実験系で甘い砂糖水がやみつき効果を持つことも確かめられました。砂糖についてはかなり以前からそのような執着の現象が報告されていました。

行列とネズミのレバー押しは似ている

条件付け位置嗜好テストは簡便な方法ですが、やみつきの強さを判断することが困難で、これだけでやみつきの判定をするのは少し乱暴かも知れません。それで、「オペラントレバー押しパラダイム」でさらに確かめてみました。これも長い名前ですが原理は簡単です。

マウスの手前にレバーを置きます。レバーに一回さわると、油が一滴だけ隣の窓に出てきます。おいしい油ですからマウスはあわててなめ回します。偶然に手が触れたレバーなのですが、その後、手が触れるたびに油が出てきます。マウスは「このレバーにさわると油が飲める！」と気づきます。

実験者はそこで意地悪をします。二回目は二度押さないと大好きな油が出ないようにし、三度目は四回押さないと油が出ないように、次は八回押さないとだめ……というように、だんだん油を得るためには押さねばならない回数が増えます。油を飲み続けるためには最後には何百回も押さねばならなくなります。

どうしても油が欲しければマウスは何十回、何百回と必死でレバーにさわります。何回であきらめるか。あきらめるまでに最終的に押したレバーの回数が、やみつきの強さと考えられます。実際、常習性の強い薬物では何千回と押し続けるのです。

実験に使ったコーン油に対してマウスはレバーを押し続けました。何匹かの平均をとると一〇〇回を越えてレバーを押さねばならなくても平気でした。やみつきになっていることが明らかです。かなりのものです。やみつき行動の原動力となっているのはおいしさの期待によって脳内に出現するドーパミンです。ドーパミンがたくさん出るほどやみつきは深刻だということになります。

同じ実験を砂糖水でも行ったところ、一〇％砂糖水には平均して五〇回近くでギブアップしました。マウスは一〇〇％砂糖水よりも一〇〇％コーン油にやや強くやみつきになるようです。

気づかれた方もあると思いますが、ケーキやパンやラーメンに並ぶ行列の長さと、マウスに課されたレバー押しの回数とはよく似ています。行列もレバー押しもどちらも本人にとっては煩わしいものです。できれば、すぐに目当てのおいしい食べ物にありつきたい。

長い列を我慢する心とレバー押しに耐える心とは、その後に出てくるおいしい食べ物の期待のためです。大した期待がなければ、長い列を見たらあきらめるでしょう。列の長さは並ぶ人の期待度を表しています。食べた経験のあるリピータならばやみつき度が高く、噂を聞いて並んでいる人ならば情報による期待度が優勢です。ネズミの実験では、あらかじめ食べさせた経験を元に期待度を測定しているのでやみつき度ということになります。

もちろん、何に対しても執着の強い人と淡泊な人では行動も違います。土地柄によっても違います。東京と違って大阪人は長い行列を作らないようです。大阪人はせっかちで現実的だからという意見もあります。大阪人は意外にシャイだから、まんじゅうやケーキなどに行列しているのが一目瞭然であるのを格好良く思わない、ましてそれを他人に見られたくないのだと私は思っています。

ネズミも系統の違いによって執着度は違うようです。実験に使われるネズミはいわゆるドブネズミに属する大型のラットとハツカネズミのマウスがあります。同じネズミですが大きさも性質も大きく異なります。

大型のラットに比べて小型のマウスの方が油に対する執着が強いようです。マウスは一〇〇％のコーン油さえ喜んで飲みますが、ラットは油の含量が二〇％を越えると嫌がるようになります。遺伝が嗜好に影響する部分もあるようです。

マウスはダシも好き

さて、コアーのコクの最後の要素であるダシのうま味は少し複雑です。鰹だしを例に取ると、天然の鰹やカビの風味と、アミノ酸、核酸に富む強いうま味が一体となっています。

油や砂糖水と同様の方法で条件付け位置嗜好テストを行うと、鰹だし溶液単独では油や砂糖のようなやみつきの行動は観察されませんでした。砂糖や油と比べて和風ダシはやはりインパクトが弱いのでしょうか。

ところが、これに水に溶けるデンプンであるデキストリンを添加すると顕著なやみつきの効果が見られたのです。デキストリンのみではそのような効果はありません。また、バニラの香りや柑橘類の香りをデキストリンに添加しても執着は見られません。香りがあれば何でも執着するというわけではありません。

鰹だしの風味とうま味とデンプンのカロリーの三者が揃うと強いやみつき感が得られ

るということになります。かつて米国のシアトル・タコマ国際空港で帰国便を待つ日本人たちが、空港のうどん屋に群がっているのを見たことがありますが、うどんやそばなどはまさにカツオの風味とうま味とデンプンの揃った食べ物でしょう。日本人が群がるのもうなずけます。ダシのうま味に対する執着の強さは砂糖水と同程度か、やや弱い程度ではないかと思われますが、結論を出すにはまだ検討が必要です。

砂糖や油が単独でやみつきにするのと少し趣が異なりますが、ダシと油と砂糖の三者に共通して動物を執着させる力があることが明らかになりました。鰹だしだけでなくコンソメスープなどにもデキストリンを添加することによって同様の執着の行動が観察されました。

今までのところダシのうま味、砂糖水、油以外に執着をもたらす食素材は見あたりません。

本能のおいしさ

コアーのコクを構成する三つの要素は、マウスですらやみつきになるほどの大きなインパクトがある物質です。生物学者ならこれらが動物や人間に最も重要な物質であろうと考えるのは当然です。甘い樹液に群がる様々な昆虫のように生物は自分にとって重要な食べ物に群がるからです。生きてゆく上であたりまえの戦略です。

人間も含め動物にとって最も重要な物質と言えば生命維持に関わるものです。うま味と油脂と甘味は、それぞれアミノ酸、脂肪、糖に対応する味わいです。繰り返し述べている通り、生命維持のためのタンパク質、脂肪、糖質という三大栄養素に対応する三つなのです。偶然の一致ではありません。タンパク質合成、カロリー補給、血糖維持など生命維持のための主要条件を満たす食べ物を最もおいしいと思うのは動物の本能です。

豊富なアミノ酸を含む食品や脂肪含量の高い食品、そして糖は無条件でおいしく、強いコクの興奮を与える食の代表なのです。生命維持に深く関わる栄養素の味であるからということがおわかりいただけると思います。コアーのコクというのは生命維持のための本能的な味わいであるということになります。

麻薬の快感

少し専門的な話になりますが、油や砂糖、ダシのうま味によるやみつきの効果のメカニズムを検討しました。マウスを実験箱に入れる一五分前にいくつかの薬物（naloxone, 7-benzylidenenaltrexone, naltriben など）をあらかじめ腹腔内に投与するとやみつきの行動が消えてしまうことがわかりました。投与した薬物には、オピオイドμ、δ受容体をブロックする働きがあります。このオピオイド受容体というのはケシのモルフィネが作用する部位です。モルフィネはいわゆる麻薬で陶酔感や快感を生みます。「コアーのコクは麻薬的においしい」というのは冗談ではなく本当でした。コアーのコクを形成する三つの食材は、おいしさの快感を発生させるために脳内のいわゆる麻薬受容体であるオピオイド受容体を利用しているのです。

もちろん、油に麻薬作用があるわけではありません。油のおいしさの快感とモルフィネの快感とが脳内では同じ方法で発生すると言えるということです。

おいしさの快感を脳が感じているときには、オピオイド受容体にはモルフィネではなくて脳が自分で作ったβエンドルフィン類が作用しています。脳は、本能にしたがったご褒美としてβエンドルフィンを放出して快感を与えているのです。

「高カロリーの油を摂取したことは正しいゾ」

そういう、ご褒美です。

「βエンドルフィン受容体」と言わずにモルフィネの作用に由来する「オピオイド受容体」と呼ぶのはモルフィネの作用の方が先に発見されたからです。名前は先着順です。

太古からあらゆる部族がモルフィネのような快感物質を服用して陶酔してきました。それはおいしさの快感など本能を導くための「アメとムチ」のアメに相当する快感です。モルフィネなどの麻薬はこの部位に偶然働く物質であったのです。逆に生命維持に不都合なことをすると苦痛が与えられます。ダイエットが苦しいのもそのためです。激しい運動が顔がゆがむほど苦痛なのもそのためです。エネルギーの拒否や浪費を本能は許しません。

おいしさの快感は本能にしたがって価値のある食べ物を摂取したご褒美です。でも油や砂糖やダシのうま味がどのようにβエンドルフィンを出すのかについてはまだよくわかっておらず、今も研究が続けられています。

モルフィネの快感とメカニズムは同じであっても、食事が終わった頃には快感は消え去っています。食べ物による快感は弱いものです。

一方、「おいしい」という本能の感覚は「もっと食べたい」という本能の欲求を同時に生みます。これがやみつきの行動を発揮します。もっと食べたい感覚はドーパミンが受け持っていると言われています。

実際に、コアーのコクのやみつき効果は、ドーパミンＤ１ブロッカーという、ドーパミンの放出を抑える働きを持つ薬品の投与によっても消失しました。βエンドルフィンを止めてもドーパミンを止めてもどちらでもやみつきが成立しません。「おいしさ」のβエンドルフィンと同時に「もっと食べたい」というドーパミンの分泌が必要なのです。両者はほとんど同時に起こる感覚のようです。おいしい快感と同時にもっと食べたいという欲求を同時に用意するところなど、本能もなかなかにくい演出をするものです。

たしかに、おいしいステーキやマグロのトロを一切れ口にすると舞い上がるおいしさとともにさらにもう一口食べたいという切ない欲求が起こります。「ああ、もっと食べたい！」これがドーパミンの作用なのだろうと思われます。

新生児も喜ぶ

コアーのコクは本能を刺激するおいしさです。本能ですから学習していない新生児にもわかる好ましい味です。なぜしゃべることも出来ない新生児の気持ちがわかるのか。新生児の舌の上に甘味やうま味を滴下すると新生児はほほえみのような表情をするのです。猫のように無表情な動物と違い、人間の顔の筋肉は三〇種以上もあり微妙な表情が作れるほど高度に発達しています。酢や苦味に対しては明らかに不快な表情を示します。甘味や脂肪やうま味を新生児に少量与えると新生児は喜びを感じて自然にほほえむのです。甘味と脂肪については、夜泣きする子供の口に少し与えるとおとなしくなることも報告されています。βエンドルフィンの作用と思われます。食経験を持たない新生児でさえコアーのコクを快感として受け入れるのです。

「コアーのコクは先天的なおいしさ」

そう言って間違いありません。

動物はノンカロリー嫌い

コアーのコクが本能の報酬快感であるとすると、本能を満足させるには、「確かに欲しかった栄養素である」

そんな保証が必要です。カロリーや糖分がいっぱいだと信じて食べたものが、消化吸収されないような見せかけだけのものであったら大変です。身につかないものに執着したら馬鹿を見ます。しかし、大丈夫、本能はだまされません。栄養素として価値がなければやみつきが停止されるのです。

かつてノンカロリー油脂が開発されたことがあります。糖のまわりに脂肪酸をエステル結合させた試作品で、見かけは完全に油です。熱にも強く、味わいは脂肪と似ています。ショ糖分子の周りに脂肪酸を結合させたものは、アメリカのイリノイ州でポテトチップスに使われて試験販売されました。私も早速輸入して食べてみましたが、普通のポテトチップスと比べほとんど遜色がありません。目隠しテストをしたら、簡単には区別できないかもしれないと感じさせる出来栄えでした。

残念ながらこの油は実験用に入手することはできませんでしたが、これとよく似たものでソルビトールという糖に脂肪酸を結合させたものが手に入ったので、これを用いて動物実験を行ってみました。意外なことにノンカロリー油をマウスに与えると、はじめは普通の油脂と同じくらい飲みますが、数時間以内にマウスは興味を失います。先ほどの明暗箱を使った条件付け位置嗜好テストでも、カロリーのない油脂や糖質には報酬効果は観察されませんでした。偽物には騙されないのです。

やはりエネルギーが獲得できるという何らかの保証がやみつき感の成立に重要なのです。人間が食べても長期にわたると「飽きやすい」とか「物足りない」などの形でエネルギーがない欠点が現れると思われます。エネルギーの豊富な本物の油や糖であるという身体のお墨付きがコクの深さに関わる可能性があるわけです。

脳内の味判定

おいしさは口の中で数秒以内にわかります。しかし、エネルギーになるかどうかの判定には消化吸収過程が必要なので、一時間以上かかるはずです。それなのになぜマウスはノンカロリーオイルを味わいわけるようになることができたのでしょうか。

数秒以内の味の信号と一時間後のエネルギー獲得信号とがどのように脳の中で統合さ

れるのかはまだよくわかってはいません。おそらく、味の信号は脳の記憶に数時間とどまり、食物が胃や腸のなかで違和感を起こさないか、消化吸収されてエネルギーが得られているかなどを慎重に見極めていると考えられます。

脳内に味の信号が数時間蓄えられるという証拠はたくさんあります。例えば、甘い味をネズミに舐めさせて、直後にお腹の中にリチウムクロライドという中毒症状を起こす物質を注射します。ネズミは中毒の苦しみから回復すると、直前に舐めた甘い味を忌避するようになります。甘い味から中毒までの間隔を数時間あけてもこのような現象が起こります。つまり、数時間もの間、味は脳の中で記憶され、その後の消化や代謝の様子が見張られ続けていると言えるのです。

すべての情報が期待通り脳に揃ったら、脳の扁桃体という部位が「承認！」という判断を下し、それが記憶され、次からはその食物の味が止められないおいしさとして登録されるのであると想像しています。次に述べるように、コクがあるという登録も同時になされるのかも知れません。

エネルギーが獲得された信号とはなにか。これもまだ明らかではありません。油脂が代謝されて生じた脂肪酸やケトン体などの代謝産物が脳にカロリーの存在を知らせるのかもしれません。ホルモンが出されて血中から脳に伝わるのかも知れません。あるいは、肝臓やその他の臓器でエネルギーになったという信号が神経系を介して伝わる可能性もあります。このわからないだらけの地点がおいしさのメカニズムに関わる研究の最前線なのです。

味も良くてエネルギーも豊富だと判断された油には、

「明日からも食べよう」

という最終結論が出るのでしょう。もしもエネルギー信号が来なかったら、

「先の油は要注意、ストップ！」

そんな抑制がかかるのでしょう。マウスは実験期間中に脳内でそのような情報の統合を行っているものと思われます。

さてノンカロリーオイルやノンカロリー甘味料などは見かけのコクは感じられても人間もやみつきにならない可能性があると言いました。詳細な実験はまだありませんが、おそらく、ノンカロリー油ばかりを食べ続けると、カロリー信号が欠如しているため、

だんだんもの足りなくなってくる可能性があります。飽きが早いという形で拒否が現れるかも知れません。コクが減退すると言えるでしょう。

また、先に述べたように、鰹だし単独に対してマウスは執着を示さなかったのに、水に溶けるデンプンであるデキストリンを添加するとやみつきの現象が観察されました。これは、ダシのうま味の刺激とデキストリンのエネルギーの両方が満足される事が重要であることを示唆する例の一つです。ご飯と吸い物やうどんのようにダシのおいしさとカロリーが同時に摂取される場合にやみつきになるのでしょう。

これらを総合すると、私たちがコクと感じているのは、エネルギーがあることが確められているものと言えます。ノンカロリーでコクがあるものはありません。もしも舌の刺激をごまかすことができても、「エネルギーにならない」というからだの判断があれば、コクを感じることはなくなるだろうと思われます。

「コアーのコクとして記憶されるにはからだの承認が必要」と言ってもいいと思います。

別腹は脳内にある

「お腹はいっぱいだけどケーキなら食べられる」

別腹《べつばら》という言葉があります。

「お腹はいっぱいだけど、甘いものや果物だけはまだ食べられる」

「満腹だけどデザートは別」

もちろん、人間は牛のようにいくつも胃があるわけではありません。それなのにおいしい食べ物は、お腹がいっぱいでも不思議にのどを通るのです。まるで、ケーキ専用の腹があるようだという意味です。

甘いケーキや羊羹、和菓子にクッキー、アイスクリーム、果物などはするりと満腹のお腹に入ります。アメリカ人などは食後の巨大なケーキやアイスクリームに陶酔します。宴会の後にラーメンを食べるのも、デンプンの補給の意味もありますが、やはり別腹のおいしさがあるようです。まさに別腹の不思議です。

このような別腹に入る食物を列挙すると、砂糖と乳脂肪の濃厚なケーキや、甘い和菓子とか、甘い果物とか、ラーメン。つまり、砂糖、油、うま味のコク・トリオが現れます。コクの根元である三つの食材は脳の中で興奮を生じ、本能の快感がやみつきになると言いましたが、この快感が満腹感を乗り越えてさらに食べさせるようです。これには快感と同時に生じるドーパミンの「もっと食べたい」という感覚が作用しているのかも知れません。別腹は脳の中にあったのです。そして、コアーのコクが別腹食材なのです。

塩味には執着せず

塩をはじめミネラルは必須の栄養素です。敵に塩を送るという言葉があるように、塩は生命維持にとって必須です。塩欠乏に陥った動物は筋肉が動かなくなって死に至ります。戦国時代の城攻めの際には、城内に蓄えた塩が最後の命の綱であったといいます。塩の備蓄が無くなって兵隊が死に至り落城するなどということがあったようです。しかし、それでも私は塩がコアーのコクの要素だとは考えていません。

生理的な食塩水は動物の血液などと同じ塩分濃度です。動物は好んで飲みます。しかし、前述のやみつきを評価する実験では、塩水に対するやみつき行動は観察されませんでした。マウスは塩味には夢中になれなかったのです。

考えられる理由はいくつかあります。第一に塩は必須だけれど、たくさん摂ればいいというものではありません。適当な範囲を逸脱すると不快になります。塩はおいしいけれど海の水は塩辛すぎて飲めません。

吸い物の適度な塩分濃度は〇・八～〇・九％程度といわれています。動物の血液の塩分濃度にほぼ匹敵します。これより薄いともの足りないし、濃すぎると辛い。血液を薄めず、濃くもしない、それが適当な吸い物の塩加減です。私たちは鍋の前で、自然に塩の量を調節していますが、無制限に摂るようなやみつき行動を示すことはありません。注意していれば、人間や動物にとって塩はそれほど欠乏しやすいものではありません。人間が一日に最低必要な塩分は一・三グラム程度と言われています。日本人はその一〇倍近くを摂取しています。緊急を要する事態にはなりにくいのです。

つまみなしでビールを大瓶二本飲んでもらったことがあります。味覚の実験です。被験者らは口を揃えて、

「塩辛いものを食べたい」「つまみが欲しい」

と言い出しました。ビールにはカリウムが多いので、二本も飲むと一時的にナトリウ

ム欲求が高まります。

「あられ、おかきが食べたい」「柿の種が欲しい」

実際に塩味のつまみをうまそうに食べます。やがて塩に対する欲求は沈静化します。油や糖分のように際限なく欲しいということはありません。

戦国時代の籠城のように、塩の摂取が極端に制限されナトリウム欠乏で死にそうになった兵士にとっては、塩の味は何物にも代えられないおいしさとなるに違いありません。

しかし、塩の摂取後には執着は生じないのです。

第6話　感じる舌の事情

にぎやかな舌

ここでは、コアーのコクを舌がどう感じているかをお話ししましょう。甘味や苦味など味物質に対して舌の上には専用の受容体があります。味覚受容体はタンパク質でできており、味を感じる味蕾を構成する味細胞に発現しています。細胞の頭に毛のような構造があって、ここが味を感じる部分です。

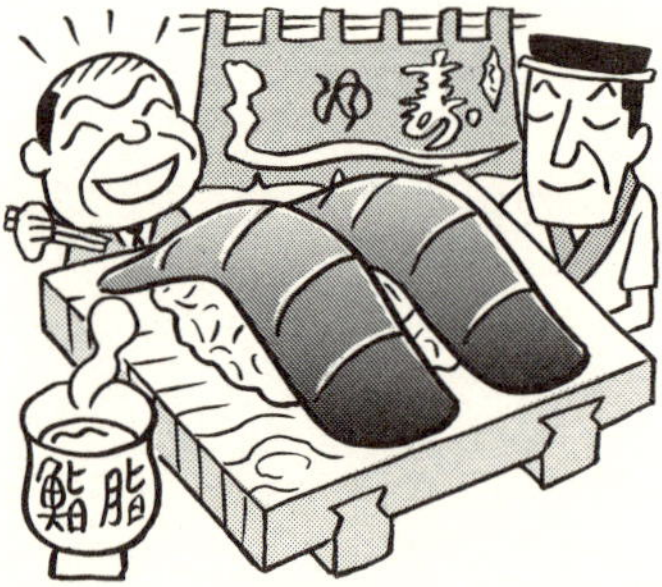

ではコクを感じるための受容体はあるのでしょうか。コク専用の受容体は残念ながらまだ発見されていません。コクを生み出し増強する基本成分の甘味、油、各種のうま味には、それぞれ固有の受容機構があります。コクを増すとろみは物理刺激の受容体がキャッチしています。

天然ダシの香りなどの匂い成分は嗅覚受容体が働いています。コクはこれらの受容体が総動員で脳に信号を送るために生じる感覚のように思います。

「舌の上はにぎやかである」

脳がそのように感じるのがコクという言い方もできます。したがって、コクに特異的な受容体というのはなさそうです。もしも、強烈なコク物質が発見され、その物質には味がないならば、コクに特化した物質としてその受容機構が重要視されることになるでしょう。

油の受容体

コクに関わる食素材の中で油だけはやや特異的です。油を大量に含む食品はおいしいもの揃いです。マグロのトロや霜降り肉、バターにクリーム、アイスクリームにウニ。数え出すときりがありません。

「本当においしいものばっかり」

「でも、油の味って何?」

油にはいわゆる味はありません。純粋で新鮮な油は無味無臭です。

それなのにおいしさやコクを強力に高める食素材です。油の受容機構はコクの受容機構の一つと言ってもいいかも知れません。

ところが、その油の受容機構はまだ完全には明らかになっていません。少なくとも油がいわゆる味としてではなく舌を刺激していること、その刺激が神経系を通じて脳に伝わっていることが私たちの研究室では明らかになりました。

油のおいしさは舌の奥や端の方で感じられます。鮨屋でトロを食べるチャンスがあったら、まず舌の先だけで味わってみてください。弱い甘味やうま味はありますが、トロ特有の舞い上がるようなおいしさは感じられません。嚙むと舌の奥の方とその両側にまさに舞い上がるようなおいしさが感じられます。唾液も盛んに出ます。油の受容体は舌の奥の方にあることが実感できます。味はないはずなのに、おいしさを感じてしまうのです。

舌の奥にある味細胞には油分子と特異的に応答する受容体らしきものがあることもわかりました。これもネズミを使った研究の成果です。

最近では、この油と相互作用する受容体タンパク質の遺伝子がノックアウトされて働かないネズミが手に入りました。油の受容体候補が遺伝的に欠損しているネズミです。実験して驚きました。なんとこのネズミは食用油にほとんど興味を示しませんでした。油のコクがわからない動物のようです。油の受容体タンパク質はコクの受容体として一つの役割を果たしていると言えます。

油はなぜおいしいのか

コクを高める食素材の代表である油は、味としてではなくて脳を興奮させる刺激としておいしさに関係していると言えるわけです。

「味がないのになぜ料理をおいしくするの？」

古くからの疑問です。油が味ではなくてコクの増強に働く物質であるからという言い方ができるかも知れません。私たちは、油が「脳を興奮させる」と表現しています。興奮した脳は同時に、食べている食品を格段においしく感じさせます。

マグロのトロを噛みしめた後、一瞬間をおいて舞い上がるようなおいしさが出現します。味としては醤油とワサビと微かな魚の風味ですが、なんとも言えない絶頂感や高まりを感じます。これが、油のおいしさの実体であると思います。霜降り肉のステーキでも、肉のうま味や塩味が一瞬後に舞い上がるようなおいしさの波に飲み込まれます。味覚は食品によって様々ですが、油の興奮は周辺のものを何でも格段においしくしてくれるのです。

ただし、脳のどこがどのように興奮しているのかについては不明の点が多く、これからの研究の進展が待たれますが、コクの増強に深い関わりのあるシステムであることは間違いないようです。

砂糖を感じる受容体

コアーのコクの重要なメンバーである砂糖の甘さを感じているのはどこでしょうか。甘い味の物質と結合する受容体が舌にあることは古くからわかっていました。でも、糖は舌の受容体との結合が強くないので研究者に捕まらなかったのです。

結合が強すぎたら何時間も甘く感じ続けてしまいます。そんなキレの悪い砂糖は嫌ではありませんか。幸い、糖と受容体の結合が弱いので、すぐに甘さは消えてくれますが、その代わり受容体とも離れてしまうのです。

ごく最近になってようやく甘味受容体の有力候補が捕まりました。ズッカー教授のグループが見いだした膜を七回貫通するタイプの受容体タンパク質です。七回貫通というのは文字通り細胞の膜を七回縫っているという意味です。これが重要でした。光や匂いや味など感覚の受容の多くが膜を七回貫通するタイプの受容体で感じられています。感覚が様々に発達し分化してきたことを思わせるものです。

舌や嗅上皮《きゅうじょうひ》（鼻腔上方の粘膜）の七回膜貫通型のタンパク質は、味覚や嗅覚の受容体である可能性があるとして盛んに探索されました。アメリカのズッカー教授らの研究によってT1R2とT1R3と呼ばれる二つの受容体が合体したものが甘味受容体と考えられています。

ちなみにT1R2が、同じく七回膜を貫通するタンパク質であるT1R1に置き換わってT1R3と合体するとうま味の受容体としてアミノ酸と結合します。甘味の受容とうま味の受容はよく似ています。うま味の受容体は甘味の受容体の変形であると言えるでしょう。

ついでに、苦味を感じる受容体はT2Rグループといわれるやはり七回膜貫通型です。これは合体せず単独で働きます。しかも、二〇種類以上もあります。甘味やうま味の受容体が一種類ずつなのに比べて苦味だけが二〇種類を越えるのには理由があります。これらの苦味受容体を総動員すると、ほとんどすべての苦味を感じることができると言われています。苦い味の物質はアルカロイドなど身体にとって好ましくない物質がほとんどですから、もれなく検出して警戒することが安全のためには重要なのです。したがって苦味はコクの主体にはなりません。

ダシのうま味を感じる受容体

最後のコクであるダシのうま味の受容体については二種類の候補者があります。甘味や塩味と比べるとうま味というのはちょっと抽象的な感じがします。このうま味が第五番目の味であると認められるかどうかは専用の特異な受容体が発見されるかどうかにかかっていました。

米国のローパー教授らは、グルタミン酸の受容体の一種がうま味を受容していると考えて、舌に特有の構造を持つグルタミン酸受容体を見つけだしました。もともと、グルタミン酸は神経伝達物質として脳で機能していることが明らかになっていたので、食品中のグルタミン酸分子を受容する機構が舌にあっても不思議ではないと思われます。

間髪を入れず、ズッカー教授のグループは、甘味の受容体と同じ七回膜貫通型受容体ファミリーの組み合わせの一つであるT1R1とT1R3の合体したものが、うま味の受容に機能していると結論しました。ちなみに甘味は前述したようにT1R2とT1R3の合体です。

T1R1+T1R3受容体はこれ一つで多くのアミノ酸を受容します。また核酸によってアミノ酸に対する応答が増強されるので、うま味の相乗効果も説明が容易です。ただ、アミノ酸は甘いものから苦いものまでいろいろありますが、T1R1+T1R3という一つの受容体がどうしていくつものアミノ酸の味を味わい分けることができるのかが疑問として残ります。

うま味をグルタミン酸ナトリウムが代表していると見るか、アミノ酸全体で成り立っていると見るかによって判断は異なると思います。うま味の受容機構が一つしかないということはありません。複数の受容機構が役割を分担することも考えられます。シグナルの伝達機構にも大きな違いがあり、どちらがどのようにうま味を伝えているのかについてはもう少し研究の進展を待つ必要があります。うま味の受容は非常にホットな話題になったわけです。

ダシと香りの深い関係

実験動物は鰹だしのおいしさに執着するといいました。しかし、実は味としてのうま味だけでは執着はみられません。やみつきになるためには天然のダシの香りの受容が必要です。嗅覚を薬品処理で失わせたマウスではダシのおいしさに執着はありません。匂い信号を伝える神経組織である嗅糸《きゅうし》を物理的に切断しても同じことが起こります。風味はダシのおいしさに対する執着の成立に必須です。

「鼻が詰まっているときには料理の味がわからない」

鼻をつまんで吸い物を飲んでも、やみつきになるような快感は得られないということになります。記憶にも残りません。コアーのコクとしてダシが機能するには、味と風味、つまり味覚と嗅覚の両方が必要であることがわかります。

「うま味はアミノ酸と核酸」

一般にはそのように考えられていますが、やみつきになるような高度のおいしさには嗅覚の助けも必要です。実験室では高級な鰹だしとまったく同じ成分のアミノ酸・核酸・塩類混合溶液を調合することが可能です。そんな人工的なうま味液に対してマウスはやみつきになりませんでした。天然の風味が重要なのです。

駅の立ち食いそば屋さんなどでは、鰹だしの香りにそそられます。コアーのコクの要素なのですから強烈な誘引作用があるのも当然なのかもしれません。

第7話　第二層のコク、第三層のコク

とろみ、ねばり

コアーのコクがコクの中心部に位置することは納得いただけたかと思います。コアーのコクはやみつきを生じさせるという特徴があります。しかし、コクの世界はそれほど単純ではありません。コアーのコクの外側には第二層のコクがあるのです。そして第二層のコクはコアーのコクをさまざまに色づけしてコクの世界を深めています。

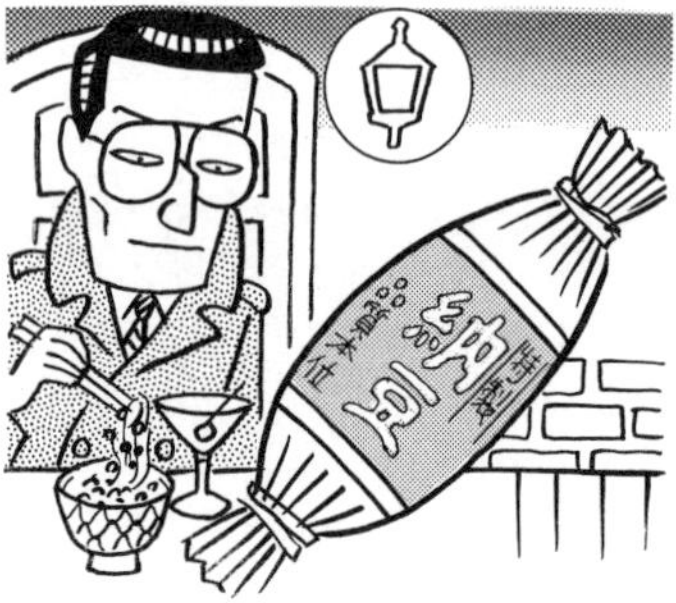

第二層のコクに登場するのは、食感、香りや風味です。

コクの中には単独ではコクとは言えないが食品の中でコクを増強するものがあります。すでに述べたとおり、あんかけのとろみなど濃厚な食感を演出する物にはそのような効果があります。とろりとする食感は通常は豊富な栄養素を連想させるからです。軟らかさは油が豊富である状態を連想させる場合があります。豚骨などを軟らかく煮た際に生じるコラーゲン質は強いコクの満足感を感じます。

ジャムやゼリーは、同じ甘さのジュースよりもコクが感じられると思います。質感のある舌触りのおかげです。実際のジャムやゼリーはそれぞれペクチン質やゼラチン質、つまり難消化性の多糖類やタンパク質を添加して食感を作ります。これらの添加が、フルーツを煮詰めたようなとろりとした濃厚感を出しているとしたら、これも第二層のコクを強めるテクニックでしょう。

昆布はうま味としてコアーのコクを増強することもありますが、とろりと糸を引く粘性は第二層のコクとしても強力です。ねばねばしたものはコクを引き立てる要素として使われてきました。第二層のコクです。

「納豆は五〇回かき混ぜたのが最もうまい」

納豆協会はそのように宣言しているそうです。試してみましたが五〇回程度が適当であることは確かに実感できます。納豆の糸の粘りもなかなかのコクです。

カレーライスのとろみ

第4話でも述べたとおり、日本のカレーライスは凄まじい「コクの力」を持っています。そこで味以外に見逃せない要素が、あのトロトロ感です。日本のカレーライスはご飯の中に染みこまない粘性があります。これが重要です。サラサラでは日本のカレーとは言えません。タマネギや野菜を煮ただけではあの粘性は生まれません。デンプンを足してとろみを強めているのです。これがインド人には不人気なのはすでに述べました。

同様にハヤシライスやシチューなど粘度がないとどうにも貧相になってしまうものは数多くあります。ビーフシチューの褐色ソースもねっとりした重みが重要です。

日本では片栗粉や葛などを使って、あっさりしたダシのうま味を生かしながらとろみを増す技術が発達してきました。油を多く使わない料理なので満足なコクを出すために様々な工夫が必要だったのでしょう。

中華料理もとろみは重要な技術です。「仕上げに水溶き片栗粉を入れてとろみを出しましょう」とテレビの料理番組で中華のシェフたちは決り文句のように言います。実際、中華丼やあんかけ焼きそばがサラサラしていてはがっかりです。中華のとろみにはコクを最大限に高める貪欲さが感じられます。

香りは重要

食品の風味の香り成分の中にもコクに関わる物は多くあります。天然鰹だしの香りなどは、駅構内のうどん・そば屋へお客を引きつける誘蛾灯のような物です。匂いだけでお腹が減ります。実際は匂いと味はイコールではないが麺類のコクの大切な要素です。

アメリカのマーケットモールを歩くと、ポップコーンの甘いキャラメルの匂いとバニラの匂いが鼻を刺激します。

「ああ、アメリカに来た」と、異国にいることを強く感じる瞬間です。

バニラの香りにもキャラメルの香りにも全く甘味はありません。しかし、ポップコーンやアイスクリームなどの濃厚な甘味とこの匂いは離れがたく結合しています。匂いをかぐだけで甘味やコクを感じてしまいます。チョコレートの香りがするだけで濃厚感は高まります。鼻の中で風味を感じるのは口との合流点に近い奥の方だと言われています。境界近くでは味蕾と嗅覚の細胞とが混在する部分もあると言われています。「甘い香り」をかぐと、風味と味覚の境界領域では、嗅覚と味覚信号とが脳のレベルで結びつき合って切り離せなくなっているのではないかと思います。第二層のコクとして味わいと強く結合した匂いは重要な要素と言えます。

油と共存する風味

コアーのコクである砂糖や油と共存する物はコクとして認識されやすくなります。砂糖と共存するバニラやキャラメル臭のコクは先に述べたとおりです。

油と分かれがたく共存する風味成分も、油を連想させる第二層のコクとして重要です。ステーキの焼ける匂いは油そのものではありませんが学習された強烈なコクです。すき焼きの匂いも同様です。

肉のおいしさの専門家である日本獣医畜産大学の沖谷明紘教授は、ノナ－ラクトン、デカ－ラクトンなどのラクトンと呼ばれる簡単な構造の有機化合物が和牛を煮たときに生じる甘い脂っぽいコクのある香りであることを明らかにされています。分子内のOH基とCOOH基とが加熱などによって結合して環を作ったものがラクトンで、食品の風味として桃やラズベリー、バターなどに広く含まれる物質です。ノナは炭素が九個、デカは一〇個を表しており、やや大きなラクトンです。肉の脂肪が熟成中に赤身の成分や酸素に触れて生じるとされています。つまり肉の脂の存在を知らせる香りなのです。和牛を煮て生じるこれらのラクトン類は単独ではココナッツのような甘い香りがすると言いますが、肉の脂と分かれがたく結びついた第二層のコクであると言えます。

クリームの風味は乳脂肪の存在を暗示する風味です。乳脂肪が同時に存在するリパーゼという酵素で切断されることで香りの発生が促進されます。ごま油の特有の香りやオリーブオイルの青葉のような風味はもちろん油への期待を高めます。チョコレートのカカオの香りには甘味と同時に油脂の連想が加わります。

匂い成分だけでなく、牛肉のうま味成分の分析も進んでおり複雑なアミノ酸化合物などが明らかにされています。食品の熟成とともに現れる糖とアミノ酸・ペプチドの化合物も発見されており、コアーのコクを連想させる味わいとして重要と思われます。

連想もおいしい

第二層のコクとは、コアーのコクの周辺にあり、コアーのコクを想起させる情報を持つものと考えるのが妥当のようです。コアーのコクに付随する諸情報も学習によってコクと深く結びつきます。そして、もはやコクの本体と同一のごとく感じられるようになります。これが第二層のコクです。

例えば、カニや貝風味のアミノ酸混合物などは、しばしばコクを増すと表現されることがあります。これらを第二層のコクとしてまとめたいと思います。コアーのコクに付随する情報をわれわれは自然に学習して、それを第二層のコクとして感じているものと思われます。第二層のコクはしたがって、どんどん拡大してゆきます。

しかし、第二層のコクは、あくまでも学習・連想されたものであり、単独ではコクではないところが、コアーのコクとは大きく異なるところです。動物は第二層のコク単独に対しては執着行動を起こしません。栄養素の実体がないからです。

私たちがコクだと思っている風味やうま味に対して、動物は容易には執着しません。栄養素の裏付けがないものに執着することは動物にとって致命的です。第二層のコクは、栄養素の存在の手がかりとして動物に利用されています。単独で動物が執着するか否か。それが第一層と第二層、つまり実体と学習による連想とを分ける境界と言えるでしょう。

だから第二層のコクを「連想のコク」と呼びたいと思います。

第三層のコク

第三層のコクは精神性が加味されたコクです。物質を基盤に置いた第二層までのコクとはかなり次元が異なります。コクという言葉がおいしさだけでなく、あらゆるものに使われる意味を明らかにしたいと思います。

第二層までのコクで食べ物のコクはほとんどが表現できると思われます。しかし、コクは食べ物だけに使われるわけではありません。物質的な実体の有無にこだわらない比喩・抽象のコク、味わう側の修練を要求するのが第三層のコクです。何のこっちゃ、と思われるでしょうから、もう少し説明をします。

「コクのある人間」「コクのある演技」「コクのある表情、言葉」「人生のコクを感じさせる後ろ姿」

いずれも人生を深く体験してきた人にだけ通じる了解事項のようなものです。これは、コクの最外層であると思います。第三層のコクです。

第二層のコクは、とろみや風味のようにコアーのコクと密接に関係する感覚を刺激する学習のコクでした。それ単独では執着するほど強くはないものの、コクの世界をさらに分厚く拡げてきました。第三層のコクは実体のないコクと言えます。必ずしも物質を伴いません。コアーのコクとはまったく次元の違う比喩的なコクであると言えます。コクを拡張していって実体のない世界にまで使い出したと言えます。

第三層のコクにも食の味わいを入れるとすると、極限にまで要素を削り取って味わいの中に精神性を重視したコクが該当するでしょう。実体にこだわらない精神性が第三層の特徴で重要です。例えば料理人が腕によりをかけた吸い物などです。日本の料理人が目指してきた究極のコクだと思います。もはや抽象のコクと言えます。味わう者の精神世界に大きく依存するコクです。

上品な吸い物は、それ自体の栄養価は高くありません。濃厚なコクがあるとも言えません。しかし、余分なものが削ぎ落とされたものの中にコクの純粋な形が感じられます。微かな手がかりや痕跡です。感じる側が訓練されてこそ隅々まで味わえるようなものです。いわば、修練のコクとも言えます。修練をしていない者には「何だ、この薄味の吸い物は。おーい醬油をくれ!」と言いたくなる味かもしれません。しかしある程度和食に通じた人は、こういうギリギリのところに何とも言えないコクを感じるわけです。

ここまでに昇華したコクは第三層のコクと言っていいと思います。第二層のコクがよりコアーに関係しようとしているのに対し、第三層のコクは、実体をできるだけ離れて新たな精神的満足感を探求しようとする性格もあるようです。精神世界への食の冒険のようです。

人間というのは妙なもので常に過剰なまでに洗練を求めるようです。完成された姿はしばしば現実とは遠い世界になります。しかし、そこに究極の実体があると主張します。味覚だけではありません。例えば京都の竜安寺の石庭には砂と石ばかりで有機物は存在しません。この名庭は何回見ても砂と石だけです。修学旅行の高校生などは大半が無感動に通り過ぎてしまいます。しかし、この庭がありありと深山幽谷を感じさせるものであるとしたら、それは、観察者の精神世界の肉付けの結果に他ならないと思われます。絵画もしかり。多くの有名な画家は若い時代の写実的な画風から、最後にはどうにも実体が捉えにくい抽象的な世界に行き着きます。その中にこそ求めている本質があるのだという、画家や鑑賞家たちの心の目は、まさに、上品なコクを楽しむ美食家のそれと同じなのではないでしょうか。

「本能」「学習」「修練」

コアーの強烈なコクを求めるのは本能であり、誰でも生まれつき持っている感覚と言えます。その外側にある第二層のコクは「連想のコク」と言いましたが、コクを楽しむための様々な技術でもあります。我々はこのようなコクを自然に学習しています。

第三層の最外郭のコクは、「面影のコク」あるいは「比喩・抽象のコク」と言いました。余分な要素を取り去ったものにコクの面影を感じる。修練が進むことによって獲得される高度な満足感によるコクです。物質的要素がなくなった分だけ精神世界の肉付けが重要になります。

人間の嗜好はコアーのコクから始まってより外側のコクを目指しているようです。子供の味覚から大人の味覚へという言い方もできます。道を究めるという言い方にも繋がります。最終的には多くの達人は第三層のコクを楽しむ境地に浸って満足します。

コクの極北

第三層のコクは、食べ物ばかりに使われるのではありません。むしろ、食べ物以外にしばしば登場します。そして、なかなか味わい深い表現となることがよくあります。食べ物以外にコクという言葉を使いだしたことから、コクの範囲が飛躍的に拡大しました。あらゆる場面でコクが使われます。そしてついにはコクという概念が何を示すのかよくわからなくなってしまったとも言えます。食べ物以外に使われるコクを第三層のコクと考えて、使われ方の実例をさまざまな分野からピックアップしてみました。ここは独断と偏見がかなり入っていますがご了承ください。コクという大きな概念をとらえるた

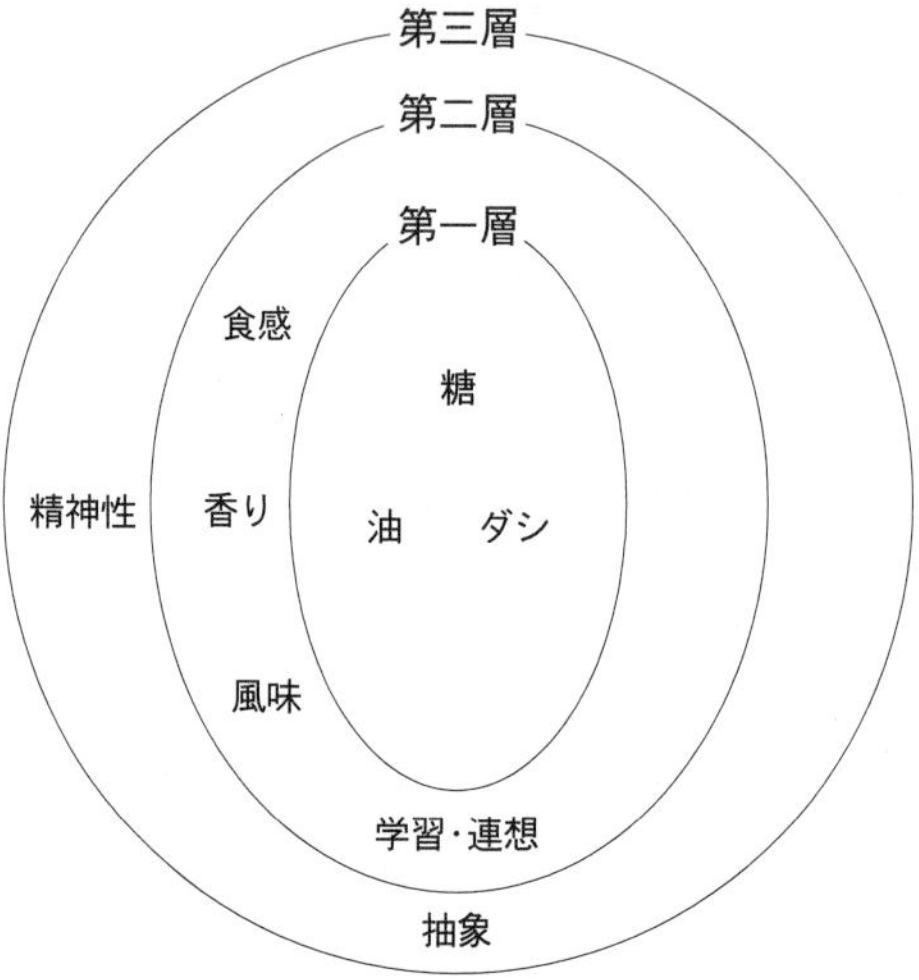

図3　コクの三層構造はこうなっている

めに、あえて味以外のコクにも思いを馳せていただきたいのです。

ベテラン俳優の味

コクのある人間とかコクのある言葉とか、そんな風にコクという言葉が使われることもあります。私はラジオで小説の朗読を聴くのが好きです。運転中にカーラジオで小説の朗読が始まると目的地についても降りられないので困るくらいです。森繁久彌さんの朗読や小沢昭一さんのトークにはついつい聞き惚れてしまいます。登場人物の心のひだや性格の陰影まであぶり出してしまう声の技術があります。コクのある声という表現がぴったりだと思います。もちろん人生の幅から来る深い洞察力や人間性が声に現れているからであることは言うまでもありません。

落語の噺家の話芸もコクがあります。朗読にしろ落語にしろ、視覚を借りずにただ耳だけで楽しむ話芸には、想像力をかき立てる効果があります。声だけでなくて間《ま》も抑制もコクのある噺には大切のように思います。声が勝負だけにコクの優劣がわかりやすい厳しい世界であると思います。

ニュースや番組の司会のアナウンサーにもコクのある声を持つ人があります。NHKのベテランアナウンサーのように、正確な発声の基礎技術と知性に裏打ちされた穏やかなしゃべり口は、それぞれにコクのある個性的な味わいを楽しませてくれます。

また俳優の中には年々演技にコクの出てくる人がいます。ショーン・コネリーはジェームズ・ボンドの頃はたいしたことはなかったけれど、髪の毛がすっかり薄くなった頃から俄然演技にコクが増してきました。派手なアクションや大げさな演技ではなく、画面の中に存在するだけでコクを感じさせる独特の味わいがあります。彼の演技はハズレがありません。

「彼が出ていれば、とりあえず何でも見てしまう」

そんな深いコクを感じる俳優が他にもいます。ジャック・ニコルソンやアンソニー・ホプキンスなどもコクを感じさせます。

日本では「濃い人間」などと濃厚な存在感を表現しますが、濃いだけではコクには至りません。暑苦しいのは願い下げです。尖った部分が無くなって幅広く落ち着いた演技になれば深いコクのある人と言われるのかもしれません。わざとらしかったりくどくなったりしてはいけません。演技ににじみ出てくる俳優の人間性なども自然に感じ取っているのかも知れません。

声優さんの善し悪しで演技のコクが台無しになることもしばしばあります。日本語と英語のテンポの違いで早口になるのかも知れませんが、どうも日本の声優さんは張り切りすぎて外国人の演技のコクを消している場合が多いのが残念です。ビデオを借りるなら当然字幕版ですし、テレビの場合でも声優のトーンに耐えられなくなって仕方なく原語で聞くこともあります。了解度は著しく低下しますが雰囲気は壊れません。

俳優の表情にもコクがあります。

「亡くなったアンソニー・クインの大きな目」

「ロバート・デ・ニーロはまだ尖りを感じます。むしろ、アル・パチーノ」

「リチャード・ギアはコクに至るまでに老けちゃいそうですね」

これらの評はともかく、コクという表現がこんなところで使われても違和感がないことは感じていただけると思います。

ジャズの味わい

音楽。とりわけジャズのように思い入れが強烈なジャンルでは、コクはかなり派手に使われています。

「老練なジャズバンドであった。『コク』のある力強いリズム。バンドマスターのやわらかな白髪が古き良きニューオリンズの味を一層引き立てている」

納得するしかありません。他の言葉での言い換えが思い浮かばないほどです。話の内容に同感できる人にとっては、コクという言葉がぴたりと当てはまっていることでしょう。

ジャズにはコーヒー。

「コーヒーの味は苦味、酸味、切れ、香り、そしてコクのバランス。ジャズが持つ要素そのものじゃあないか」

ウィスキーやワインに近い世界もあります。

「深くてコクのある音色と、堅実なリズム。ただそれだけなのだが、旨い」

「熟成された音色、コクのあるまろやかな輝き……」

グラスで氷の割れる音が聞こえてきそうです。

「哀愁の『リカード・ボサノヴァ』は、コクのあるソロがあなたを虜にする」

ジャズファンならばおわかりの方もおられるかも知れません。ハンク・モブレイ「ディッピン」の解説。

「ベースのけだるいつぶやきを冷ややかにドラムは無視する。ピアノだけが、二人をまあまあとなだめながらも、突然に素っ頓狂な声色をまきちらす。いつ終わるともなくトリオの会話は続く。コクのある空気がゆっくりと私の頬を通過する」

これは何のコクなのでしょうか。でも、深夜のジャズ喫茶の雰囲気が伝わります。

無限の拡がり

「しかしさうはいつても全體として鳥海の色として眼と記憶に刻みつけられるのが黒のせかいであるといふことが残る。『サビと雅味』のなかに沈んでゐる、まうひとつの色としての黒。この色は、フランスの景色は友禅みたいでコクがないといつた坂本の色感を刺戟し、須田に黒をゑがかせたものとあきらかにおなじ對象にかかはる」（『鳥海青児と黄色の系譜』東俊郎）

フランスの風景の話ですが、坂本繁二郎という画家の目から見たコクという表現が印象的です。もちろん絵画でもコクは使われています。

「コクのある色使いと、どこか憂いを含んだような奥深い表情が××氏の描く人間像の持ち味。どこかニヒルで現実的な描写。心に強烈に響いてきます」（画廊「トライアンフギャラリー」のＨＰより）

「今回の作品は、重ね塗りの結果が、重厚感に加えてコクのある絵になっています。な

かなか見ごたえのある絵です」（第19回暁映会展・山田嘉一郎氏選評より）
映画評にもありました。
「田舎の日曜日　一九八四年仏。秀作。年老いた画家の家に息子たちが遊びに来る。ただそれだけの単純なストーリィながら、決して飽きさせないのは人物の描き方にコクがあるからだろう」（ネット掲示板「Ｃｉｎｅｍａ　Ｓｃａｐｅ」より）
このように、第三層のコクはどこまでも拡がってゆきます。あらゆる分野で使われるコクはあきらかに褒め言葉です。
「薄っぺらではない精神的にも充実した深みと厚みをもった……」などと言うべき所を「コク」と一言で言い切って、あとは読者の感性による補足を期待する表現のようです。
コクという言葉が、最初は何を指しているかよくわからない感じがしたのも、言葉を投げつけられた側の肉付けを強く期待する言葉であったからではないでしょうか。しかも、この言葉を発する人と受け取る人とが、同じレベルの境地にいるときにコクという言葉は切実に響き合います。コクという言葉に食べ物のおいしさに関わるおびただしい用例の基礎があるからにちがいありません。

第8話　飽きのこない味

動物、子供、大人

人間の食嗜好は、生まれてから何万回と繰り返された食体験と学習の成果であると言えるでしょう。コクを楽しむ感覚もこれまでの食体験から生まれた記憶に照らし合わせて行われています。食体験を積んだ大人が複雑な構造のコクを愛でるのは当然です。

油や甘味などが露骨すぎるコク、例えばファストフードの味付けのようなものは、決

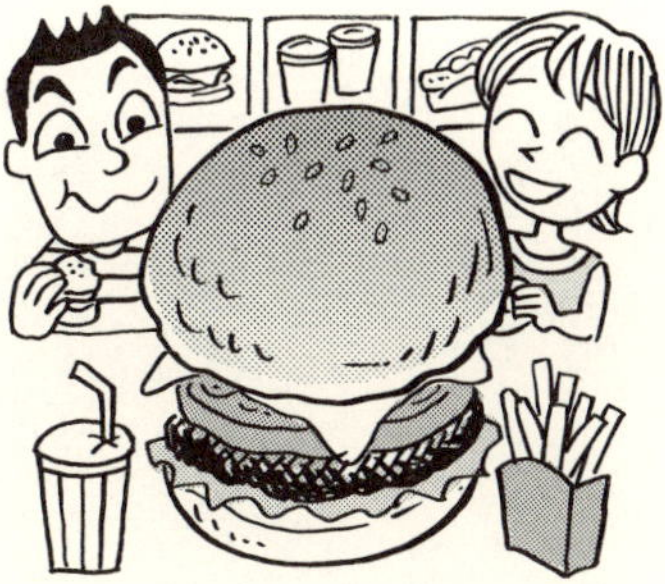

して専門の料理人からは上質なものとは受け止められません。

「おいしいけれどお子さまのコクですな」

洗練された味わいとは遠いものと評価されています。反対に、第二、三層のコクは、味のわかる大人のコクとして珍重される傾向があります。第一層のコアーのコクから遠いほど、理解するためには修練が必要ですが、上質のコクとしてとらえられるようです。子供の味覚は動物のように栄養素の摂取に忠実です。動物のストレートな栄養欲求から大人の食文化への推移として興味深い現象です。

コンビニ食品のわかりやすさ

コンビニエンスストアは品物の回転が速いのが特徴です。毎日毎日、おびただしい数の新製品が発売されます。限られた棚の面積を無数の製品が奪い合うのです。人の目線に触れやすい高さは特等席で、売れ筋の商品が占めてしまいます。それでも店内に残った商品は特待生であり、ほとんどの商品は一度もコンビニの中に参加させてもらえずに終わります。ラッキーにもコンビニの棚を飾ったとしても、新発売の珍しさが過ぎると売れ行き次第で撤退となります。一日の売り上げが数個を下回ると撤去が検討されるというような調子です。

オリコンのヒットチャートのように、スナック類の売り上げランキングが作られます。もちろん、コンビニの本社はコンピュータ端末である各店のレジからリアルタイムで取り扱い商品の売れ行きを観察しています。売れ行きが停滞したら即退場です。

こんな、せわしない速さで商品が回転するのですから、新製品が珍しいうちに消費者の心を素早く捕まえなければなりません。インパクトが必要です。コンビニを意識した商品作りは、派手な味でまず消費者を捕まえる傾向が強くなります。

「最初はあまりおいしくないけど、食べ続けるといつか好きになる」

そんな悠長な味づくりではコンビニの棚に生き残るのは困難です。

第一層のコクは誰にでもわかるコクといいました。これがコンビニでは主役です。わかりやすいコクでともかくお客の心を素早くつかむ。第二層をフルに動員してコクの主張を展開する。お客に強いインパクトと快感を与えねばなりません。

でも、わかりやすいコクは飽きられるのも早いものです。派手な味付けはますます自分の寿命を縮めるという皮肉な悪循環に陥ります。このあたりはコンビニ商品のおいしさの一つの限界です。いくつかの定番製品は別として、現れては消える消耗品タレントのように刹那の争いが続くことでしょう。

ファストフードの劣情

わかりやすい味としてのコアーのコク、つまり、砂糖と油とつよいダシの味は、多くの人を興奮させる力があります。グルメでなくとも誰でもおいしさがわかります。本能が支持しているおいしさなので子供に好まれるのも当然です。

しかし、本能の快感にのみ拘泥していては進歩がないのではないでしょうか。

「劣情を刺激する」「ポルノみたいなものだ」というのは言い過ぎかも知れませんが、学習や修練を重ねて知らなかった境地に到達するプロセスや喜びが希薄です。下ネタを連発する芸のない芸人のようなものです。誰でも笑うがいかにも安易すぎる。そんな食が増えてくることは寂しいものです。

「本当においしいものは、はじめはそれほどでもない」

大人が食べている多くのものは、子供時代にはそれほどおいしいものではありませんでした。煮物やおひたしなど地味なものが多かったからです。子供のころには嫌々食べていたものだったのが、いつの間にかおいしくなり、無くてはならないものになるのです。

そういうものは日本の料理には数多くあると思います。単に年を取ったからではありません。アメリカ人の年寄りは煮物や魚を食べません。そういう地味めなもののよさが大人になってわかるためには、幼少期からの体験を介して意識の中に早くから住み着いていることが必要だと思われます。

ファストフードの油含量を調べた報告があります。パテと野菜だけのシンプルなハンバーガーならば脂肪の占めるカロリーの割合は日本人の食事並みの三〇％弱ですが、これにチーズやパテが二枚となると脂肪のカロリーは跳ね上がります。揚げたポテトも油が豊富です。

お菓子のような甘さを売り物にするファストフードや、揚げ物もあります。ファストフードはまさに第一層のコクの宝庫です。容器も簡便でレストランの風情もない料理のシステムですから、コアーのコクのおいしさをガツンと利かせないと満足感が得にくいのは理解できます。

安易にファストフードばかりを食べ続けたら、子供の味覚や嗜好の深まりもないでしょう。そんな子供が親になったらその子供に食べさせるものは想像がつきます。子供が好きになるには時間のかかるおいしさ。きっかけや慣れが必要なおいしさ。それが大人のおいしさです。第一層のコクにとどまらず第二層を充実させること、そして、第三層の精神性を含んだコクを感じる修練をすることが、味覚的に大人になるプロセスなのではないかと思います。

吸い物の品位

もちろん繰り返し述べてきたとおり、油や甘味や濃厚なダシは、強烈なコクがあります。高カロリーの油、血糖を維持するための糖質、タンパク質となるアミノ酸のうま味です。生命維持にとって必須の栄養素ばかりです。

しかし、これらのコクはわかりやすいコクですが、そればかりが前面に出た料理は必ずしも上品なものではないようです。

「私どもは料理にさほどコクを求めません」

味覚のシンポジウムでご一緒させていただいたある料理人の言葉です。その方の真意は、わかりやすいコクばかりがおいしさではないといいたいのだと思います。本能的な欲求と品位とは相容れないもののようです。ではコクの品位とは何か。コクの構造から考えてみたいと思います。

実際に品位がある食品の代表を日本料理の吸い物としてみます。おいしいけれど品位とは違う方向を目指している食品の代表としてカレーライスやラーメンに登場してもらいます。私自身はどちらも好きです。

上品といわれる煮物や吸い物の味わいは、コアーのコクの要素をほどよく抑制したものです。削ぎ取りすぎるとまずくなります。淡いダシの風味と心地よいうま味、香り。独自の味の仕掛けも隠されているかも知れません。微妙なバランスです。残っているのは必須の栄養素を遠くに想起させる、いわば面影の風味です。その面影がおいしさを補っています。味わうものに実体の肉付けを求める味と言えます。

お客にあわせるのではなく、大人のお客が満足できるようにお客の肉付けすべき部分をあえて残しておく姿勢のようです。存分に味わうためには長年の修練が必要であり、この厳しさが品位なのだと思います。修練の必要な風味、肉付けは味わうものに依っています。作る側と味わう側が両方満足できる意識の共有があって成り立つ文化です。このような意識を共有できるとき、人間は大きな喜びを感じるようです。コクを品位へと向かわせる最大のモチベーションなのでしょう。

満足のはるか手前にあるもの

わかりやすい強烈なコクのおいしさに満足せず、わざわざ物質的には淡いコクを求めるのがなぜ大人の味覚なのか。よく考えると不思議な精神の動きです。これは、味覚だけではありません。日本人は興味深い性格を有しているようです。

「何でも究極を求める」「道を追究したがる」そんな面があります。

つまりコクという言葉を使い豊潤なおいしさを追求しながらも、一方ではおいしさの感激にどっぷり浸かることを良しとしません。誰もが褒めそやす見かけの華やかな絶頂よりもはるか手前に真の精神的な高まりがあると考える思想のようにも思います。達人はその境地に達するものだというのです。

茶の湯では、

「花をのみ待つらん人に山里の雪間の草の春を見せばや」

という感覚が茶の心を現していると言います。咲き乱れる花よりも雪の間から顔を出した草に鋭く春を感じる満足感です。この春の美しさは人間の精神で補った世界の春です。上品なコクと似ているではありませんか。頂点よりもはるか手前の満足の精神ではないでしょうか。

「花は盛りに、月は隈なきをのみ、見るものかは」

という美学が徒然草で紹介されています。盛りの花や満月ばかりが最高の美では無いと言い切っています。美しい花はもちろん知っているがあえてそれに背を向ける。少しだけ現実世界からいただいて後の大半は自分の心で自在に足してゆく。そのためには、絶頂ではなくて淡い段階こそ最高のものと考えるようです。これもコクの究極探求に似ているではありませんか。

快感の絶頂

達人や数寄者と呼ばれる人は慎み深いのではなくて、実は病的に欲張りなのかも知れません。なにしろ、真の満足は頂点よりもうんと早い時期に現れていることを知って求めているからです。足りすぎるのは嫌だというようにも見えます。こんな感覚はどこから来るのでしょうか。

最近、私はおいしい食べ物の満足感を脳内の物質の動きで追う研究をしています。ある時、不思議な現象に出会いました。満足感に関わる生理学的な応答にも類似する部分があるようなのです。

βエンドルフィンは広く快感をもたらす脳内物質です。先に述べたとおり「おいしい」という快感物質の有力候補でもあります。脳内で「おいしさ」の快感に関与すると考えられています。マウスに彼らの大好きな油をなめさせて脳内の物質の動きを調べてみて驚きました。油はもちろんコアーのコク物質です。マウスは大好きな油がもらえると知って、それを口にする前から快感関連の神経系が興奮し始め、βエンドルフィンを作る遺伝子が動き出し、実際にβエンドルフィンが作られて機能するための活性化の準備が始まります。

実際においしい食べ物を口に入れる瞬間には、最高潮のおいしさの快感を用意しているように見えます。そして、驚いたことに、食べ始めると速やかに潮が引くように遺伝子の動きが終わってしまうのです。

しかし、私たちは実際に食べ物が口に入らないとおいしさなど感じません。すべては、口に入る瞬間に爆発するために準備されているのです。

油を見て快感の準備をするということは、マウスが油のおいしさをよく知っている証拠です。何が与えられるかわからないのではおいしさの準備などできません。じっさいに、実験の初日にはそのようなことは起こりません。数日間油を与え続けると期待の快感が出現してきます。

私たちがおいしい料理を食べるとき、注文したときからおいしさの想像は付いていています。何が出てくるか不安な状態ではありません。これがおいしさの前提条件です。

ボーイがテーブルに運んできたときには、お目当ての料理であることが目でも鼻でも確認でき、おいしさの想像は最高潮に高まります。そして、口の中に入れたときに、想像通りの、あるいはそれ以上のおいしさであれば、

「う、う、うまい！」

となるのです。しかし、その快感や感激はいつまでも続かないようです。まだ食べ始めたばかりなのに、真の喜びは徐々に引き始めるのです。

βエンドルフィンが「おいしい」であるのに対し「もっと食べたい」という欲求はドーパミンが担当しています。おいしさの快感とほぼ同時に出てくることから、「おいしい」と「もっと食べたい」は脳内で相互にやりとりしながら高まっているようです。

たしかに、舌がとろけるほどおいしいものを口に入れたら、「おいしい」という感激と同時に「早く次の一口を食べたい」という切ない欲求が高まります。これがドーパミンの作用であろうと思います。そして、切ない欲求とおいしさの感激とが渾然一体となっている状態こそが本当においしい感激の時のように思います。

ドーパミン放出はしかし、食べ始めると急激になくなってゆきます。ドーパミンは期待させることが役目です。

「役目は終わった」

すべては食べる前の期待感と食べ始めの喜びを頂点として失せてゆくのです。

この実験結果を人間の満足感に完全に当てはめることができるかどうかよくわかりません。私は、自分自身の経験を振り返って、おいしいものを食べる最高の喜びは料理が運ばれてきて期待に震える直前か一口目のおいしさではないかと考えています。あまりのいい香りに釣られて寄った駅のそばは食べ出すまでが幸せです。

先ほどの徒然草の「花は盛りに」などは面影が一番情趣があるとさえいっています。実感しはじめたらすでに虚脱が始まっているのです。

真のおいしさの喜びとは

動物の脳内物質の動きで推察されることは、おいしさの本当の喜びは見かけの絶頂よりもうんと手前にあるということのようです。時間的にも質的にも当てはまると思います。しかも、手前の喜びはその後に起こるおいしさへの確固とした期待の裏付けがあるときに限られます。先ほどの、「雪間の草の春」を尊ぶ茶の湯の心や「花は盛りに、月は隈なきをのみ、見るものかは」の思想にあるような、満開の花や春の到来を知る人にとって、本当の喜びはもっと手前に鋭く存在することと符合します。満喫の中に現れ始めている虚脱や、それから生じる飽きの感覚を非常に味気なく思う感覚は、満足の発生に関わる脳の機能とも関連しているようで興味深いものです。

それにしてもおいしさや美しさとは皮肉なものだと思います。絶頂と見るときにはもはや絶頂ではないのです。ごく早い時期に、その後の高まりを精神的に肉付けすることによってはじめて純粋な喜びをかろうじて感じるのです。

わかりやすいコクのおいしさにとどまらず、経験を積んだ人間が精神性の混じったもっと淡い第三層のコクを求めるようになるのは、絶頂を良しとしない喜びの構造のためのように思います。

第9話　コクの周辺感覚

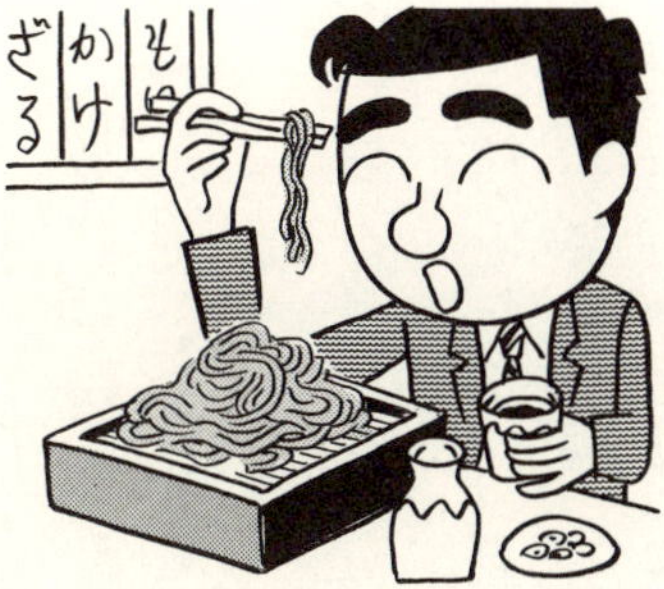

江戸の粋は手前の思想

昔からどっぷりではなく、ほんの僅かしかそばをつゆに浸さないのが通の粋でした。「どっぷり浸けるなんて、旨かろうが野暮だ」

味わいの深いつゆならばなおのことどっぷり浸けてしっかりコクを味わいたい。しかし、通はそんなことを許しません。僅かしかつけない中にありありとそばつゆのコクを感じるのが一人前のそば喰いの作法のようなのです。

「死ぬまでに一度でいいからそばにたっぷりつゆをつけたかった」

と、いまわの際に言った江戸っ子がいるなんて小話もあったくらいです。

江戸っ子といえば初鰹。単純においしさだけを比較すると、戻り鰹の脂の乗ったのがおいしいと思うのですが、やはり淡泊な初鰹を良しとします。小粋というのは貪ってはいけないいもののようなのです。ここにも、わかりやすいコアーのコクを良しとしない嗜好を感じます。もっとも、江戸は天ぷら、ウナギの蒲焼き、明治時代には牛鍋などカロリーの高い料理が流行った土地柄でもあります。太平の世が続くうちに、贅沢が蔓延し、食通を競う風潮が生まれたようです。

手前の思想の暴走

麵好きは麵を硬く茹でる。間違っても茹ですぎてはいけません。なぜかラーメンでもそばでもうどんでも、スパゲッティーでも、先鋭的なグルメは麵の芯がひどく残っているあたりの茹で加減で味わおうとするようです。このような硬い麵では麵の本来のおいしさがわからないのではないかと思うのですが、硬くなくてはいけないのです。茹ですぎた麵は惨めです。緊張感も何もなく、退廃と怠惰が匂います。許せないと言う感じはよくわかります。それに比べて、茹ですぎない硬い麵に漂う青い成熟の萌芽は愛でるに値するというもののようです。

かつて下宿の友人に親元から讃岐うどんが届きました。同郷の友人を呼んで食べようということになりました。麵は半生麵です。作業は讃岐出身者が行いました。さすがに本場、麵の茹で加減は緊張感溢れる作業でした。

「もういい」

「もう少し」

鍋を囲んで秒単位の緊迫です。

麵の中心には粉が残っているほどの硬いものでしたが両者とも満足げでした。

芯の残った麵は、粉特有の香りが味わえるという意見もあります。もちろん、それもあるでしょう。しかし、重要なのは、満足の手前の喜びなのではないでしょうか。ごく手前で鋭く感じてしまうほど過敏になるようです。最後には、病的にかすかな気配でも充分ということになります。あるいは、「硬いままの麵にほどよく茹でられた心地よさを偲ぶ」という満足に行き着くのです。

食通とは縁遠そうな若い人たちでもラーメンやうどんの麵の茹でかたにはうるさいようです。全国的な傾向です。私の耳にした硬さでは、「バリ硬」というのがありました。いわゆる硬ゆでを遥かに越えた硬い茹でかたです。初心者には理解できないレベルです。他にも「粉落とし」というやり方もあります。打ち粉を熱湯で洗う程度、ほんの僅かしか茹でないことが語源だそうです。もっと直接的なのが「針金」。読んで字のごとし。まるで、熱い湯を我慢して入る江戸っ子です。

三叉神経の刺激が暴走する

味わいには食感を伝える三叉神経の感覚が重要な役割を果たしています。三叉神経というのは大変面白い神経で、主に舌の前方部分の体性感覚（感覚器以外で感知する感覚）を伝えるものです。痛みや触刺激、温度変化などに反応します。第2話で性的なコクの話をしましたが、食べ物が口の中をさわった際の快感を伝えるのも三叉神経です。

麺類の硬さやあんかけのとろみなど食物の食感を伝える大切な神経です。トウガラシの辛さもメントールの爽やかさも三叉神経の温度・痛み受容体が刺激された結果です。

　味覚・嗅覚を中心としたコクの三層構造において、食感は様々な関係を持っています。とろみや濃厚感などの食感は第二層のコクの中心でもあります。食感はわかりやすいコクを卒業しようとする動きの選択肢として、第三層のコクではなくて味覚・嗅覚とは違うもう一つのおいしさを担う役目を果たしているように思います。味は無いが食感や刺激だけはリアルにあるというものです。

　味以外でおいしさを感じる感覚は不思議なものではありません。鵜飼いの鵜を思い出してください。彼らは食道を縛られていますが餌となる鮎を盛んに食べます。鮎の味を楽しんでいるわけではありません。

「なぜ、鳥類は味わわないのに食べるのか」

　彼らにとっては鮎がのどを通過する刺激が強い快感であるに違いありません。食感は味覚・嗅覚と独立して食のおいしさを感じさせる感覚でもあるのです。通のうどん好きが麺を嚙まずに飲み込むのも、味を感じたいのではありません。のどを通る感触が味わいなのです。人間にも鳥類のような食感の味わいが残っているようです。三叉神経の喜びと言えます。三叉神経は食感のような物理的な刺激のみならず痛みや酸などの刺激も伝達します。濃い酢を口に入れると強い刺激がありますが、これも三叉神経の刺激です。本来は不快な刺激も伝えるのです。

超ドライは痛い？

日本酒は辛口がブームのようです。甘口がいいと言ったら子供扱いされそうなほど辛口信仰は浸透しています。ビールではドライが一世を風靡しました。

大人のカクテル、きりりと冷えたマーティーニはドライであるほど通のようです。

「とびきり辛口のマーティーニに口をつけて……」

などと書くとかなり格好がつくものです。ジェームズ・ボンドの好物もドライ・マーティーニです。

「ジンとドライベルモットが四対一あたりが標準だが、男たるものドライを追求せねばならない。ジンに味わいをつけるベルモットを僅かに入れるだけでいい」

グラスにベルモットを入れてそれを捨ててジンを注ぐ。究極のドライです。しかしまだ上があります。開高健はベルモットの瓶のふたを開けてそのそばでジンを注ぐのが究極のドライ・マーティーニだと書いていました。先ほどラーメンの麺の硬さを競う風潮や、そばのつゆを僅かしか浸けようとしないやせ我慢の話をしましたが、ドライの追求も暴走気味です。

このへんのドライや、辛口の魅力も三叉神経が感じ取っているものです。よく冷えたジンのきりりとした刺激は三叉神経を刺激するものと思います。痛みです。そういえば、酢の物も子供のときには刺激的すぎるのに、大人になるとだんだんそれをおいしく感じるようになります。痛みが快感に、というと変な誤解を招きそうですが、どうやら三叉神経の刺激は大人向けの愉しみなのでしょう。言い換えれば大人になるというのは三叉神経の理不尽な刺激を受け入れることなのです。

三叉神経が介在するマゾヒスティックな世界

東京農大の山口静子教授は、ポテトチップスに振りかけられた粒の塩は「塩辛さ」ではなくて「痛み」だといいます。つぶ塩が溶けた高濃度の塩は局所で痛みを感じさせます。胡椒や山椒のぴりりも同様です。ポテトチップスはこの塩の刺激がないとおいしくありません。山口教授はこれを「良質のマゾヒズム」と呼びました。卓見であると思います。

三叉神経にはまたトウガラシの辛味であるカプサイシンの受容体が存在します。辛味は三叉神経の領域です。辛味は痛みの神経で受容されますが脳に行くと辛さになります。このトウガラシの辛さも国や地方によっては尋常ではなくなります。四川料理には火を噴くほど強烈なのがあり、一週間ほどお腹の調子が悪くなって困ったこともありました。

四川料理の有名な麻婆豆腐は、サンショの「麻」で口の中を痺れさせて、一面真っ赤なトウガラシの「辛」で口が火を噴き、そしてかろうじて生き残った舌の感覚でコクのあるうま味を賞味する構造になっています。うまいのですが辛さとしびれが強烈です。

本場の辛さに慣れている人々は、辛さを控えると満足できないのだそうです。三叉神経がびんびんに刺激される快感を味わっているとしか思えません。

辛味はカレー屋などでは我慢大会みたいなもので、五倍とか一〇倍とか辛味を表す強烈さを競う声が飛び交います。三叉神経に対する刺激の強さを競うのです。痛みが充分にないと満足できないというマゾヒスティックな世界にどんどん向かってゆきます。コアーのコクを堪能した食通は痛みの世界に味わいを求めようとしているのです。精神的な肉付けを楽しむ第三層のコクとも違う世界です。

マゾヒスティックという言葉が示すように、口腔内の痛みに対して脳内ではこれを緩和しようとするβエンドルフィンなどの鎮痛物質が放出されると考えられています。βエンドルフィンは「おいしさ」を担う物質として先に紹介しました。痛みを抑える役目もあるのです。痛みを利用してβエンドルフィンの微かな快感を得ようとするところがまさにマゾ的なのです。

おいしい食べ物でストレートにβエンドルフィンの快感を出すのがコアーのコクならば、痛みや物理的な刺激を利用して不快感の反動としての快感を得ようとするものがトウガラシや硬麵好きの思想のようです。食の喜びもなかなか奥が深いと感じさせます。

第10話　洗練を味わいながら死にたい

油文化圏とダシ文化圏

コアーのコクは世界のどの民族でも、代謝が違わない限り基本的に同じです。南の国の人も雪国の人も、山岳の住人も、例えば血糖値は皆同じです。生きてゆくのに必要な栄養素の種類や量はほとんど変わりません。

しかし必要な食糧が何でも手にはいるとは限りません。風土の特殊性や食文化による

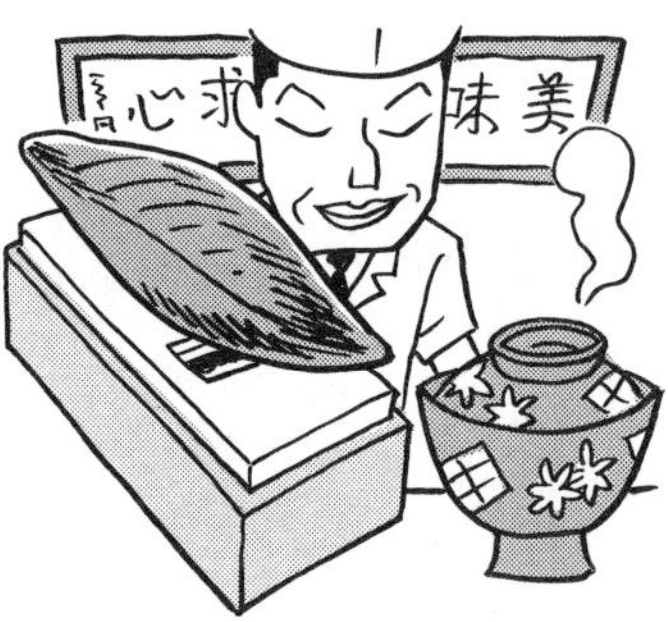

習慣などから、それぞれの民族は自分に必要な栄養素を工夫して確保してきました。野菜がない人々は生の肉や内臓を食べて補ってきました。畑が無くてデンプンの足りない人々は肉を食べてアミノ酸を体内で糖に変えるという芸当まで行って必死に生きてきたのです。このような必死の努力は様々な料理を生み、食文化の特殊性として独特の味わいとなって生きてきました。

「それしかなかった」ものが「それしか食べない、それが好き」と形を変えてきたのです。これが食文化であろうと思います。コクを何に求めるかというのも民族によって大きく異なります。

日本を含むアジアの民族は、発酵によって得られるうま味を高度な満足感の中心としてきました。牧畜民族ではないので、獣肉や脂肪が豊富に手に入らなかったのでしょう。米作があまりにも効率的なため非常に多くの人口が狭い地域に密集し、分配すべき脂肪がなかったという言い方もできます。民族が裕福になると脂肪の摂取量が増すことに例外はほとんどありません。稲作民族といえども肉や油は食べたいのです。

ヨーロッパ人やその子孫の北米移住民らは、脂肪摂取量がカロリー比で四〇%を越える高脂肪低糖質の食事をとっています。一〇〇年前のアメリカの食事でも脂肪の比率は三〇％を越えています。国民の肥満の増加と医療費の急騰に手を焼いた米国政府は、上院にマクガバン特別委員会を立ち上げて膨大な調査時間と研究費を費やし、一九七七年に国民の健康にとって理想的な食事を提言しました。もちろん「油を減らせ」も大きな目標として掲げられました。それでもアメリカ人は油脂の摂取をあきらめきれないようです。

一方、日本を含むアジア諸国の多くは、農耕を中心としており、動物性のタンパク質や油が不足気味だったので、それを補うために、ダシのうま味の満足感を見いだしたと考えられます。湿潤な気候は発酵を容易にし、発酵を調節する方法を工夫して穀物や大豆、魚などの発酵からうま味を引き出す技を身につけたものと思います。

いわば、北米・ヨーロッパが油文化圏とすると、アジアはダシ文化圏です。食事の高度な満足感をダシか油かどちらに依存するかという視点からの分け方です。

日本は長い間典型的なダシ文化圏でした。高度経済成長期以前の日本人の平均油摂取量はカロリー比で一〇％そこそこという極端に低いものでした。明治以前にも菜種油はありましたがおもに灯火用として使っています。

日本のダシ文化を変化させようとしているのが、ファストフードに夢中の若い世代です。これは、欧米レベルの高脂肪食です。肉のうま味はありますがダシは含みません。親と子供が食卓をともにしない意味の「孤食」という言葉が有名になりました。塾通いの子供たちだけで食べる食事というのもあります。子供たちだけで選べるならば、油や砂糖の豊富なわかりやすいコクの食品を選ぶのは当然です。このような状況にファストフードが浸透したのも当然のなりゆきといえるでしょう。

もう一つのコアーのコクである甘味文化圏というのはあるのでしょうか。甘味に突出してダシや脂に興味を持たない文化圏は顕著ではないようです。強いて言えば世界中の子供は甘味文化圏の住人です。飢餓の地域の人々にとっては甘味が最もおいしい味なので、飢餓地域は甘味を欲する地域であると言うこともできます。

甘味は、血糖を維持する糖の信号であるため、すべての人にとって必須です。油文化圏のアメリカ人は甘いケーキやアイスクリームにも目がありません。日本のようなうま味を大事にする地域でも、煮物などには砂糖を使ってうま味に甘さを加えます。すき焼きなどはその典型です。煮物には味醂や水飴、砂糖などを加えて甘さを楽しんでいます。トムヤンクンをはじめとするタイ料理も、うま味があって酸っぱくて辛くてそしてすごく甘い。

甘味は生命維持に最も直結した糖質の味です。選択の余地はなく世界共通なので、独立した食文化圏という形では現れないと言えそうです。

日本人の味覚座標

京都の食文化を大切に守り次世代に伝えていこうと活動しているグループがあります。会員は昔ながらの食材を守り、派手ではないがしっかりした魅力的な京の味わいを家庭で作っています。食の中心はご飯です。ご飯の穏やかな味わいは、いろいろな素材を敏感に感じさせてくれます。同じダシで炊いても京野菜の違いによってほろ苦さや心地よい青臭さをまじえた多彩な味わいが感じられます。静かなコクとでも言える豊潤さがあります。

ケチャップをかけてしまったら台無しです。マヨネーズも強すぎます。ウスターソースも場違いに思えます。香辛料の利きすぎたドレッシングも不要です。素材のおいしさというのは苦味や渋みや臭みや辛味などいろんな個性をほどよく楽しむことのようです。おいしい濃厚ソースで何でもやっつけてしまうのは欧米の習慣です。

苦味や渋みや臭みのおいしさなんてわかりやすくない味わいなのかも知れません。修練とまでは行かなくても、ある程度学習しなくてはならない味わいのようです。子供の頃から、濃厚なわかりやすい味わいにばかり向かわずに、昔の家庭料理のような地味な味わいを少しずつでも経験することは日本で育った人の素養であると私は思います。

欧米の華やかな各国料理をマスターするのが国際化やグローバル化だとは思えません。濃厚ソースの権化であるフランス料理だって、最近では素材を生かした新しい味わいが盛んになってきています。素材を生かした和食に対する興味も高まっているようです。

味わいに国際基準のようなものはありません。足下の日本の伝統的な味をしっかりマスターし、自分の座標に照らし合わせて様々な味わいを相対的にとらえることが国際人の味覚のはずです。伝統的な日本の味わいをマスターして日本人の味覚座標を確立すべきだと強く思います。

ネズミに日本文化を教える

洗練されたコクのおいしさを刷り込むためには適当なタイミングがあるはずです。一般的には子供のうちに刷り込む必要があることが言われていますが、一二歳とも一〇歳までとも、あるいはもっと幼いうちにとも言われています。

私たちはラット（マウスと別種のネズミ）に日本の伝統的な味わいであるダシのおいしさを刷り込む実験をしてみました。実験に使ったのは、メーカーからいただいた天然の鰹だし抽出物を低温で乾燥させたものです。あまり高い温度をかけていないので香りは逃げずにとどまっています。これは高級な鰹だし粉末として市販されています。

鰹だし粉末を人間が食する濃度に溶いてデンプンを加えたものでマウスはやみつきになることを第5話で述べました。日本人は鰹だしの風味が好きですが、アメリカ人はフィッシー（魚臭い）といって好みません。ダシ文化の中国でも鰹だしは好まれません。鰹の魚臭が許せるのは日本人が子供の頃からこれを食べてきたからに違いありません。昔から食べてきたから魚の匂いが臭くなくてむしろ好ましいものになったのです。これが、子供の頃のいつ刷り込まれたのか知りたいと思いました。そこで、こんどは鰹だし風味をラットの子供に刷り込む実験を考えたのです。

実験用に妊娠しているラットをたくさん用意しました。母親には鰹だしの風味をつけた餌を毎日与えました。しばらくして子供が生まれるのですが、最初の二週間は子供は親のミルクだけで育ちます。次の一週間は親のミルクを飲みながら親の餌を食べ出します。これが離乳の始まりです。生まれて三週間後には完全に離乳して親と同じ餌だけを食べます。この間の三週間、母親に鰹だしの風味を付けた餌を与えました。その後、子供は親から離し大人になるまで鰹だしの風味のない普通の餌で飼い続けました。つまり、離乳期が完了するまでの期間だけ、鰹だしの風味の餌を経験したわけです。

対照として、親の代からまったく鰹だし風味の餌を経験していない群を用意しました。

さらに、離乳が完全に完了してから一週間だけ鰹だしの風味の餌を与えた群も作りました。

これらの子供が大人になった後で、鰹だしの風味の餌や鰹だし溶液をどのくらい好むか比べてみたところ、最初の離乳期が完了するまでの間鰹だしの風味を経験した群だけが鰹だしを特に好みました。この群のラットは油よりも鰹だしを好むほどでした。

離乳期まで与えることによって刷り込みが成功し、鰹だし好きのラットが出来上がったのです。

香りの記憶

鰹だしをまったく経験していないラットと比べると、刷り込みが完了したラットはダシの「うま味」に特に反応するわけではありませんでした。味覚ではなかったのです。彼らが好きになっていたのは鰹だしの「香り」でした。嗅覚を一時的に麻痺させると鰹だしを好む行動を起こさなかったことから明らかになりました。

一般に味覚の記憶は曖昧であるといわれています。神経繊維を何回も乗り換えて味覚は伝達されますから、絶対的な味の記憶などはかなり曖昧になることは仕方ありません。反対に嗅覚は匂い分子の刺激が嗅上皮から直接脳に入り記憶されるため、余計な変調を受けていません。昔の匂いの記憶でもそのままの形で残っているのです。匂いが環境の変化を見張り、敵の存在をキャッチする機能であることを考えると、これはうなずけます。ライオンの匂いの記憶が変化してしまったシマウマは危険だからです。

離乳期は親のミルクを飲みながらこれから食べて行かねばならない餌を憶えてゆくプロセスのスタートにあたります。安全で栄養価の高い食物を憶えなければならないので動物も必死です。離乳期から大人になるまで、良質の食物の記憶は脳の食体験の記憶部位に書き込まれます。食べ物に対する意識が鮮明になるのはもっと脳が発達した後かも知れませんが、初期の記憶は嗜好のベースを形成するものとして重要と思われます。

離乳食から幼児食

ネズミの離乳は生まれて二週間後に始まり一週間で完了します。どのネズミも自発的にミルクから大人の餌に移行します。これを人間に当てはめるのはすこし難しい点があります。

人間はかなり未熟な状態で産み落とされると言われています。大脳があまりに発達し、しかも直立歩行により産道のスペースに制限が加わったため、やや早期に生まれるようになったと解説されているようです。本来の離乳期はネズミから推定するよりもかなり遅い可能性もあります。

ともかく、人間の子供はいつが本来の離乳期なのかわからなくなっています。六ヶ月頃からいろいろなものを与えるようですが、昔はもっと遅かったようです。いつまでも母乳を飲んでいる子供もいました。人間の離乳は多分に育児学的な指導によるものが大きいので、ネズミのように生理的な期間を限定することは難しいようです。また、ネズミと人間の脳の構造や発達過程の違いも当然あります。

強く推察できることは、離乳から始まる幼児期に、嗜好のベースが形成され始めるということでしょう。小学校に上がるまでにおおよその好みは決まっているようにも感じます。それ以降は刷り込みが通用しないのかどうかはよくわかりません。しかし、子供の頃から食事に魚を与えた子供は魚が好きな中学生高校生になるというのは多くの母親から聞きました。和食を積極的に与えた子供がそのような好みに育ったという実例報告もたくさん聞いています。離乳期でなければならないとは言い切れませんが、なるべく早いほうが洗練されたコクを好きになるチャンスが多いのは確実であると言えそうです。

母乳で母親の嗜好が伝わる?

ガーリックを食べ続けた母親の母乳を飲んだ子供がガーリックの風味を好きになったという実験が実際に報告されています。離乳期だけでなくて新生児も母乳から母親の嗜好の影響を受けている可能性もあります。先ほどの鰹だしを好むラットの場合でも母親は鰹風味の餌を食べながら母乳を与えていますので、母乳に鰹だしの香りが含まれていたかも知れません。

「じゃあ、牛のミルクを与えられた子供は牧草が好きになるの?」

もちろん、そんな極端なことはありません。やはり、離乳期を含む子供の食事が重要であるとは思います。母乳を介する嗜好の伝達がすべてに当てはまるかは明らかではありませんが、将来明らかにされるであろう興味深い問題であると思います。

介護食の再考を

年をとると歯が弱ります。硬いせんべいを食べる快感が懐かしくなるそうです。もっと年がいくと噛むだけでなく飲み込むことも容易ではなくなります。軟らかい、のどを通りやすいものが用意される年になるわけです。

幼児も噛むことやうまく飲み込むことが苦手です。両者は似ているので、老人の介護食と離乳食や幼児食が同じ様なものとして取り扱われる傾向があります。

「老人になると味蕾の細胞が減少する」

ある程度事実ですが、一〇〇歳近くになればともかく、多少の味蕾の減少が生理的な欠陥に繋がるとは思えません。身体の細胞なんて若いうちでも半分も使われていないのが普通です。大半はスペアです。半分も残れば充分でしょう。

老人には旨いものを食べてきた食経験があります。コアーのコクや第二層のみならず第三層のコクまで理解している人たちです。たとえ、多少脳機能が低下し始めていても何も知らない幼児とはまったく違います。もっと高齢になってかなりの程度脳機能が低下しているとしても、本当においしさはわからないのでしょうか。そうは思えません。表現できなくてもおいしく感じる可能性もあります。

老人は嗜好の違いも顕著です。生活体験が豊富だからです。一般に老人は若い人に比べて粗末とも思える食事を好むように見えます。エネルギーの要求が少ないという理由もありますが、若い人たちのように派手な味でなくとも十分満足できるほどに洗練された味覚と嗜好を持っているからとも言えます。フランス料理やイタメシを食べたがらないといっても、老人が食べることに興味を失っているのではないと思います。幼児と同じようなものでもいいだろうと考えるのは誤りではないかと感じます。

「老人食は好き嫌いが多くてやっかい」

当然です。好き嫌いがあるから、おいしさの快感も幸福感も残っているのです。

まだ食経験がそれほど豊かではない子供は、コアーのコクが好きです。本能として持っている嗜好が優勢なのは当然です。むしろ、それさえあれば満足とも言えます。複雑な味わいはおいしさの快感には繋がらないでしょう。段々と大人の味を覚えさせなければなりません。

一方、老人の味覚は、それらをマスターした大人の味覚です。食品ごとに記憶や快感があるはずです。子供のような単純な味わいで充分な満足があるとは思われません。風味を感じる嗅覚も長い生活体験から発展を続けてきています。幼児食と老人食はまったく異なるものであるべきだと思います。

老人介護の食は、成熟した大人の味覚を残している老人用として味を設計しなくてはならないと思うのです。咀嚼や嚥下のみに気をとられて幼児食のようなものを与えるのは大人の尊厳を傷つける行為です。コストがかかるのは承知ですが、最も繊細で好みの厳しい味付けに対応することが高齢者に対する尊敬というものでしょう。

老化して私の味蕾の細胞がたとえ三分の一になっても、食体験は鮮明に残っている可能性があります。品位のあるコクの吸い物の風味も感じる可能性があります。噛めないから軟らかいものというだけで幼児の食と同列に扱われたくはありません。たとえ言葉や論理は失っても食の嗜好とよろこびは残っていると私は信じています。

第11話　大予想！　二〇××年のコク業界

これまで、コクの構造について述べてきました。最後に、コクの構造から見て、近未来にどんなコクが現れるか、本気もジョークもブラックユーモアも織り交ぜてコクのある大胆予想をしてみたいと思います。当たりはずれはともかく、食の話のコクを楽しんでいただければ幸いです。二〇××年の記事からですのでまだ現実ではありません。

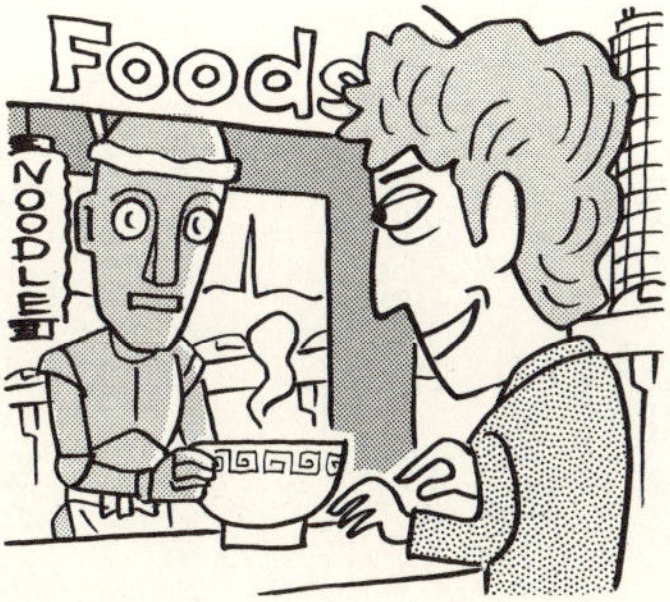

新しいコク発見される

「四番目のコアーのコクが見つかる——砂糖、脂肪、うま味に次ぐ新しいコクか?」

「コク四番」。新しく見つかったコク物質の仮称である。開発者の間では「ムソウ」と呼ばれているがその由来はわからない。西アフリカ原産のウマウマと呼ばれる植物から抽出したエキスに含まれる数種類の分子の複合体であるため、有効成分の種類とそれらの正確な化学構造は明らかにされていないが、開発担当者によると脂肪や砂糖などの既知のコク物質ではないことだけは確かである。抽出液にネズミが執着する。

ところが人間にはいっこうに味がわからない。単体では微かな苦味が感じられるだけだが、これを添加した料理は不思議になぜかまた食べたくなる。

西アフリカの現地の古い習慣では祭礼の時以外この植物を口にすることは固く禁じられていたと部族の長老は語る。今回、独立行政法人食品探索研究所の調査団が持ち帰ったサンプルから作用が確認され、この度サークルQ系列各店から独自ブランドスープの形で試験販売にこぎ着けたものである。

調査団によると砂糖や脂肪の場合と同様に実験動物にβエンドルフィンの阻害剤を投

与すると抽出液に対する執着が止まってしまった。脳内ドーパミンもばんばん出てやみつき感を出していることが想像される。有効成分の作用メカニズムはまだ研究中であるが、生命維持に必須な微量成分の代謝に関連するのではないかという。人間や動物が渇望しても不思議ではない。

実際、この成分を少量添加するだけで、料理の味の深みが増し、もっと食べたくなる後引き感が顕著に認められるという。砂糖、脂肪、うま味に次ぐ第四番目のコクとして期待されている。毒性は認められていない。

新しいコクの前途は明るいと思われており、都内で限定販売されたコク四番配合の缶スープを毎日数本以上飲用する若者まで現れている。毎週一ダースのスープ缶を買ってゆく青年も少なくなく、取り扱いのコンビニでは目線の高さ、つまり一番の売れ筋コーナーに置かれている。品切れまで出るほどの過熱ぶりを心配する親の声もあり、消費者団体からは注意すべきだという声はもちろん上がっている。

しかし、やめられないのは脂たっぷりのラーメンやハンバーガーやかっぱえびせんや柿の種と同じではないかと言う意見もあり、食品のおいしさはどこまで許されるのか、議論は複雑さを増している。コクを追求する結果として生まれた旨すぎるコクのスープに、待ったがかかるか微妙な情勢である。(東京食報　二〇××年3月号)

KOKUブーム到来

「コクは今、世界共通語に――世界会議始まる」

二〇××年一二月、第一回世界コク会議は、かつてうま味の会議がそうであったようにハワイで開催された。この会議でコクを正式に「KOKU」と呼んで「厚み」や「ボディー感」など類似の表現を総括する概念として用いて良いとする決議が採択された。おいしさの呼称の一つである。特に、コーデックスを中心とする食の世界基準を策定する会議では日本でカレールウや即席ラーメン、ダシ系調味料などに使われるコクの呼称がグローバルに適用可能かどうか、これまでしばしば議論されてきたものである。

会議に先立つ九月の準備委員会では、当初、そのような味わいにはほとんど関心がなかったアメリカ・イギリス・オーストラリアの委員たちが理解不能な概念、あるいは非関税障壁の温床として反対したが、ヨーロッパの多くの国と、珍しく中国、韓国などが日本側委員に同調して本会議での採択が実現した。
しかし、コクの強さをどのように定量するか、コクを評価する指標を何にするかなど、残された課題は多い。東京の丸ビルではすでに、エスニック料理「KOKU」の開店が準備されており、コクに寄せる期待が高まっているのをはじめ、いくつかの食品メーカーではこれまで使用が控えられてきた「KOKU調味料」ブランドが海外向けに一斉に発売されそうな気配である。特に日本・アジア文化に対する興味を隠さないフランスなどではKOKUに対する興味が街ゆく人々から聞かれた。（EUP、町田特派員）

非コク民登場！

「脂も砂糖もダシも不要！　まったく新しいラーメンが話題」

とうとう究極の味わいが登場した。昨今、巷に溢れるラーメン店の氾濫に業を煮やした調理人集団が、ラーメンのメッカと言われる新横浜駅裏に新たに開店した。なにしろ、昨年新たにオープンした飲食店の八五％がラーメン店であったという異常な土地柄、「コクさえ強ければいいのか？」と脂や濃いダシの過剰なコクに疑問を持つ調理人集団、自称「非コク民」がオープンした店である。看板には「無コク籍料理」と墨で大書され、最近の浅薄なコクに立ち向かう昔気質の料理人の意気込みが感じられた。

看板の無コク籍料理は、大方の予想通り、脂肪、砂糖、動物性のダシを極力排除し素材のうま味を引き出すことに徹したものである。初日は話題性も手伝って入店を待つ長い行列ができたものの、微妙な味わいが現代人の舌に理解されるかどうか、今後の成り行きが注目される。代表の大杉真二氏は、

「これまで、あまりにも安易にコクに頼りすぎた。私自身反省している。今になって食素材にはもっと素直なおいしさがあったのだと改めて気がついた。それで、俗に言うコアーのコクだけに頼らない素材だけの味わいを表現したかった。お客様も舌の感覚をもっと磨いて欲しい。来春には川崎にも姉妹店をオープンする予定だが、きっと、同じ感覚を持つ多くの人に理解されると信じている」と語っている。（最新料理　二〇××年4月号）

「負け犬」返上へ業界団結か

「伝統食の復権かけて――みそ汁のおいしさを教えたい」

日本の伝統的な食文化の再興に向けて関連業界の戦略的な動きが注目を集めている。米の消費が長期低迷であることは今に始まったことではないが、これとぴたり同じ右肩下がりのカーブで売り上げや消費が冷え込んでゆく複数の業界の存在がますます浮き彫りになってきた。なかには自嘲的に「負け犬業界」とため息をつく関係者もいるという。醤油、味噌、清酒、漬け物、和風ダシ、味醂、そんな日本の伝統を支えてきた大切な食材の業界である。

ユーザーが高齢化して、若い層の好みをつかみきっていないのが共通した低迷の原因である、と業界に詳しいエコノミストは分析する。昭和の高度経済成長で豊かになった若い層が、それまでの日本の伝統的な味わいから離れていったのだ。ダシのうま味のような、コクの中心を占める味わいも脂肪・砂糖軍団のパワーには勝てなかった。なによりも、右肩下がり傾向が現れた頃に、次世代に伝統的なおいしさを刷り込むことができなかったことが響いてきている。今では中年の大人まで、和食はおろか、ご飯を中心に野菜の煮物を食べるというような古典的な食事をあまりしなくなった。魚をおろすことができる人も少なくなった。まして、鰹節や昆布からダシを引くテクニックを持っている人など、そのうち伝統工芸士なみの希少価値になるという悲観的な人さえいる。

そんななかで伝統的な味覚に関わる業界は、二月の業界代表定例会議で大々的な団結を決議した。これまでにも、伝統的な味覚を守るというスローガンの決議は幹部が交代する毎にたびたび行われてきたが、今回は具体的な活動計画を織り込んだもので、崖っぷちに立たされた業界の並々ならぬ決意が窺われる。消息通によると正月の名刺交換会で屠蘇気分で業界幹部たちが盛り上がったのがきっかけらしいが、各業界の危機感の高まりと合致して今回の緊急決議となった模様である。

関係者の話を総合すると、伝統の味覚業界は共同戦線を張ることに決定した。四月から三年間の予定で、小学校、幼稚園などに伝統食素材を大量に寄付、あるいは製造原価を大幅に切る価格で販売する。醬油も味噌も漬け物も子供たちに格安で提供されることになるわけである。学校給食のメニューにも大きな影響が出ることは必至で、子供を通じて親にまで伝統食復興の気運が拡がるものと期待されている。さすがに清酒は対象外だが、対象品目の酒粕で製造された甘酒は子供たちの大人気となるものと思われる。

業界連合の幹部によると、これはかなりの出血を伴う最後の賭けであるという。この子たちが成長する一〇年後に賭けるという。子供の頃に味わったおいしさがそのとき効いてくるはずと言う。米の消費拡大に躍起となっている農水省も今回の計画が米の消費にとっても重要であるとの認識から、資金面を含めて全面的に支援することを緊急に決定した。文部科学省も食育の観点からの参加を考慮中という。

業界は、一〇年後に向けて、若い人たちのための伝統の味への理解をさらに進展させる新食嗜好構想を用意しているという。「みそ汁のコクを楽しむ子供を育てたい」と代表幹事は抱負を語る。関連業界の予想外の「やる気」に、静観を決め込んでいた外食産業やコンビニ業界なども若年層の将来の食嗜好の変化に向けた商品戦略を検討し始めているという。伝統の復活なるか、注目される。（アジア食品経済新聞　二〇××年二月一五日）

スローフード店が誕生

「過激なファストフードショップ、その名も『スローフード』が誕生」

最近のファストフードバッシングの風潮に真っ向勝負の店が先月リニューアルオープンした。最初に注目を浴びたのはそのネーミングであった。スローフードブームの、いったい何がスローなのかを皮肉ったファストフード店の居直りととらえられている。さらに外食産業界の興味は、ファストフードの王道とも言える肉と脂のコクを正面に掲げて勝負に出たところにある。「ファストフードは徹底して旨くなければ」、まさに二重の居直りなのである。

ただし、店長の説明によると、この「スロー」というのは遅いという意味ではなく「th」ではじまる「投げる」らしい。通常、sとthの発音は日本人には区別できない。店員が料理を投げるように置くのが語源らしいという説と、さじを投げたという説が口の悪い大阪人の間で広まっているが、詳しくはわからない。

しかし、主力商品である七〇％超の脂（カロリー比、新食品消費協議会調べ）を含む過激なハンバーガーは、いわゆるテリヤキ系バーガーを抜いて史上最高のコクがあると若い人たちのあいだですでに定評ができつつある。これ以上パテの脂肪含量を増やすことは加工技術的にも価格的にも無理がある。

全体の脂肪含量の突出を抑えるためパンの脂肪分は少な目に設定されているなど工夫も見られる。和牛を贅沢に使ったパテのコクはまさに究極であると店長は胸を張る。もともと、食器の材質や店の雰囲気が粗末と酷評されてきた店にとっては、絶好の巻き返しのチャンスである。そこで店の名前まで変えたというわけである。究極のコクが売りだが、興味深いことに、昨日はファストフードのお店でありながら、行列ができるという珍現象が見られた。

「三〇分も待たんとあかん。やっぱり、スローフードはあかん」という浪速っ子の声が聞こえる。（外食新聞二〇××年七月八日　大阪支局発）

東京のトウガラシの消費量がソウルを抜く

「根強い東京の韓国ブーム、本家ソウルは日式ブーム」

いよいよ日本の激辛も本場韓国を抜くところまで来た。二〇〇〇年当初はまだ一人あたりのトウガラシ消費量（カプサイシン換算）は韓国よりも遥かに少なかったのだが、本家韓国で消費が低迷する間に、日本では特に都市部を中心に著しい消費の渦が巻き起こった。昨年下半期の統計では韓国を抜いてタイに迫る勢いである。

第三期激辛ブームに火をつけた韓国家庭料理バイキングの急増は、近年ソウル系と釜山系とがしのぎを削ってきたが、それを合体した魚介類と野菜の豊富なコクのある料理に人気が集まっている。韓流の定着によって長年心配されてきた米の消費量の低下にも歯止めがかかったようで、さすがにご飯なしでは韓流は楽しめないと農水省も思わぬご利益に顔色は明るい。

辛味を利かせた料理は、エネルギー代謝を活性化してダイエット効果があるかも知れないという期待感に加え、辛さがコクをさらに強めることも好評の原因といわれる。また、好評の参鶏湯《サンゲタン》などの薬膳素材の新しいコクが日本の消費者に歓迎されたことも要因であるらしい。韓国の宮廷料理を題材にしたドラマの再放送などもブームの引き金となったと見る向きもある。いずれにせよ、関西はもとより、東京にも本格的韓流の波は定着しておりこの動きは当分続くと思われる。

一方、韓国では韓日友好の気運が続く中、ソウルを中心に日式のレストランが急増している。京懐石の老舗瓢箪亭をはじめ、兆吉、和九田、美濃一、炭屋敷、わらじ、台市などなど有名どころがこぞってソウルに支店を展開している。現地のほうが、和食の味にうるさい人が多いので気合いが入るという板前の声もある。来年には、湯豆腐や一般向けの和風お総菜店のチェーンも出店を計画しており、和食に合う酒の要望が高まると見て清酒業界も仁川に生産拠点設立の計画を立てている。韓国特有の甘い清酒は和食に合わせにくいというソウル市民の声も高まってきており、越後や灘の酒蔵に対する韓国からのひきあいがいよいよ本格的な日式食文化の到来を象徴している。いまやソウルが日本料理のメッカと言われるのもうなずける盛況ぶりである。（月刊甘辛時代　二〇××年二月号）

「お菓子で食事」時代

「ご飯がないならケーキを食べよう!?　専門家は警告」

ダイエット熱はとどまることを知らず、いまや男性はもちろん三歳の幼稚園児まで巻き込んで総ダイエット時代の様相である。名古屋の消費者グループの調査によると、朝食や昼食ばかりか夕食までお菓子で過ごす過激なダイエッターが出現しているという。

つまり、お菓子以外に食事を摂らない人種である。

もともと、過激なダイエットでは、エネルギー飢餓感が強いため、甘いお菓子や脂肪の多いケーキなどのコク系のものを少量だけ食べることが拡がっていた。また、お菓子ではないが、普通サイズの四分の一という豚骨ラーメンも若い女性の間で評判になっている。こちらは、コクがあってしかもお肌の美容にもいいとかで好評だが、同じカロリーならうんとおいしいものを少しだけというコンセプトが菓子食ブームと共通している。

今回の調査で明らかになったお菓子で生きる食生活の背景には、栄養素バランスを考えた菓子類発売の増加があると見られている。

生きてゆくのに必要な栄養素すべて配合と謳ったチョコレート「ザ・コンプリート」の発売や水溶性ビタミン、特にビタミンCの安定的な添加に成功したパン「アスコル」やその技術を応用したケーキメーカーの進出が引き金となったのは否定できない。食事が死語になりそうな時代がいつかやってくることを思わせる調査結果となった。

菓子メーカーは表面的には驚きの色を隠さないものの、「食は菓子にあり」という社是を社長室に掲げた会社もあると噂されており、千載一遇のビジネス・チャンスととらえる向きも多い。

本誌の「ビタミンな生活」欄を担当する佐藤どうよ先生は「ビタミンやミネラルは食べ物から摂るのとお菓子から摂るのでは効き方が違います」と怒りのコメントを寄せ、食事への菓子の進出に注意を喚起している。また、都内で肥満予防クリニックを開業している飯野猛一郎医師は「菓子しか食べないような無茶なダイエットは続かない」と警告する。さらに新進の社会心理学者、出羽はじめ氏は「ファッション、すべてはファッション。食も人生も」と例によって難解なコメントを本誌に送っている。

都内の若者スポットでのインタビューでは、「お菓子で食事？　そんなのジョーシキ」「平日はサプリとチョコ、金曜日の夕食だけ彼とお食事」「うま味？　コク？　ダッサーイ」などと、若者の信じられない食生活の一端が明らかになった。（週刊スリム　二〇××年三月三日号）

あとがき

コクというのは不思議な言葉です。とらえどころのない、それでいて凛とした存在感があります。いまさら必死になって研究するほどのことでもない。そう思わせるほど珍しくないのもコクの特徴です。でも、誰もきちんと説明できません。

おいしさの科学領域ではコクの研究は未解明の主要な課題の一つです。食べ物のおいしさ研究にたちはだかる未踏峰なのです。近寄るためのルートも不明です。うかつに手が出せるものではないと研究者たちも躊躇して顔を見合わせてきました。そんな地図にもない領域に、あえて無邪気に明るく踏み込んだのが本書です。

コクの本質にはたしてどこまで届いたか。振り返ってもまだよくわかりません。でも、霧の彼方に、コクらしき山の影が見え隠れする地点までは少なくとも行き着いたのではないかと思います。

コクが味覚研究や脳科学あるいは食品開発のための基礎研究の俎上に載ったのは、平成一四年五月に永田町の星陵会館で開かれたうま味研究会主催「うま味シンポジウム」がおそらく最初であったと思います。「食べ物のおいしさと〝こく〟」と題して、この未開地への探検隊が参集しました。著名な料理研究家、栄養学者、調理科学者、食品開発研究者、食品コンサルタント、味覚・脳科学者。難問を前に苦悶が表情に滲みました。筆者はこのシンポジウムをオーガナイズするとともに、本書で述べたコクの三層構造について素案を恐る恐る発表しました。暗中模索。悶々とした当時の思いが、本書の出発点であったと振り返っております。

第11話の未来記事は、コクから見た食の将来をまじめに茶化したものです。堅い話を最後まで読んでいただいたお礼に、肩など揉んで差し上げたつもりです。くれぐれも、現実と取り違えないようにお願いします。

二〇〇五年八月

伏木　亨

あとがき

伏木　亨　1953（昭和28）年京都府生まれ。京都大学農学部卒業、同大学院を経て、京都大学大学院農学研究科教授。著書に『おいしさの科学』『食品と味』（編著）『子供を救う 給食革命』（共著）など。

Ⓢ新潮新書

135

コクと旨味《うまみ》の秘密《ひみつ》

著者　伏木亨《ふしきとおる》

2005年9月20日　発行
2020年3月5日　7刷

発行者　佐藤隆信
発行所　株式会社新潮社
〒162-8711　東京都新宿区矢来町71番地
編集部(03)3266-5430　読者係(03)3266-5111
http://www.shinchosha.co.jp

印刷所　錦明印刷株式会社
製本所　錦明印刷株式会社

ISBN978-4-10-610135-9　C0243